体は顔から朽ちていく

小さなところからわかるカラダの重大サイン

KRD Nihombashi Medical Team・編
山岸昌一　高橋政代　和泉雄一・監修

発行：ダイヤモンド・ビジネス企画　発売：ダイヤモンド社

はじめに

体は顔から朽ちていく

本書のタイトルを見て、驚いて手に取った方も多いだろう。「顔が朽ちるということは、どういうことなのか？」と疑問に思った方も多いはずだ。

あなたは「顔が朽ちる」と聞いて、どのような顔の状態をイメージするだろうか？

腐って、形が崩れたり、ボロボロになったりする状態をイメージする方が多いと思う。溶けたり、腫れ上がったりして顔そのものが崩れていくというイメージを持つ方もいるかもしれない。

一方で徐々に機能が衰えて、次第に機能が停止していくというイメージもある。一見すると何も変化がないように感じられるが、内側では大きな問題が進行し、次第に機能が低下して、静かにその機能が停止する……そういう「朽ちる」も存在する。

本書で言う「朽ちる」というのは、後者のイメージである。

顔には、目や鼻、口（舌）、そして耳という人間が生きていく上で、とても重要な役割を果たす感覚器が集中している。しかし、それらの機能が徐々に衰えて、最後にその機能が停止してしまえば、一体、どうなってしまうのだろうか？

人間が生きていく上で、必要な五感（視覚、味覚、嗅覚、聴覚、触覚）のうち、四つの感覚は顔にしかない。つまり、顔が朽ちることは、人間として普通に生きることができなくなることを意味している。

普通に生きられなくなるということは、どういうことか？

例えば、目が衰え、機能が停止すれば美しい風景や愛する人の顔を見ることができなくなる。口が衰えてしまえば、美味《おい》しいものを味わうことが不可能になるだろう。鼻が衰えてしまえば、美味しい食事の匂いがわからなくなり、風味を楽しめなくなる。目、鼻、口が衰えれば、生命を維持するための食欲そのものがなくなっていくだろう。そして、耳が衰えてしまえば、会話を楽しむこともできず、危険を察知することも難しくなると考えられる。

それだけではない。「朽ち」が進行していると、体にも重大な異常が発生している可能性が高い。それはまるで内側からシロアリに食べられる家のようだ。目立たずに、静かに問題が進行し、病の温床になる。

だから、その人の健康状態は顔を診断すれば、すぐにわかる。顔には脳に直接繋がるあらゆる感覚器が集約されているため、現在の全身の状態がいちばん端的に現れる場所でもあるからだ。

体全体の「朽ち」を進行させないためには、まず「顔」が健康であることが重要なのである。しかし、現役世代である30代、40代を見ると残念ながら、すでに朽ち始めている人も少なくない。

人生100年時代*を生きるために必要なこと

さて、これからの時代を生きる私たちが考えなければならない問題がある。それが平均寿命の問題だ。医療福祉の発達により、人間の寿命の長期化が進んでいる。ロンドンビジネススクールのマネジメント実践教授リンダ・グラットンのデータによれば、先進国

＊人生100年時代
イギリスのロンドンビジネススクールのマネジメント実践教授リンダ・グラットンが著書『LIFE SHIFT』で提唱した考え方。2007年には主な先進国では半数以上が100歳よりも長生きするとされている。そうすると平均寿命80歳程度で考えられていた「教育」、「仕事」、「引退」の3段階のライフコースには抜本的な転換が必要だと言っている。2017年9月11日には、内閣府で人生100年時代を見据えた経済・社会システムを実現するための政策のグランドデザインを検討するための「人生100年時代構想会議」が設置されている。

で2007年生まれ以降の2人に1人は、平均的に103歳まで生きるとされている。

特に高齢化が先進国の中でもっとも進んでいる日本においては、その平均値はさらに延びて107歳まで寿命が延びると予測されている。日本の平均寿命の長さは、先進国の中でももっとも長いと発表された【図表1】。

これらのデータから判断するならば、これからは100年生きることを前提に人生計画を立てなければならなくなるだろう。例えば80歳まで働いて、さらに20年間、生きて100歳で亡くなる。そうしたライフプランを立てなければならなくなる。

では、ここで読者の皆さんに質問をしたい。

100年という長い期間、生き続けていく上で、いち

【図表1】2007年生まれの子どもの50%が到達すると期待される年齢

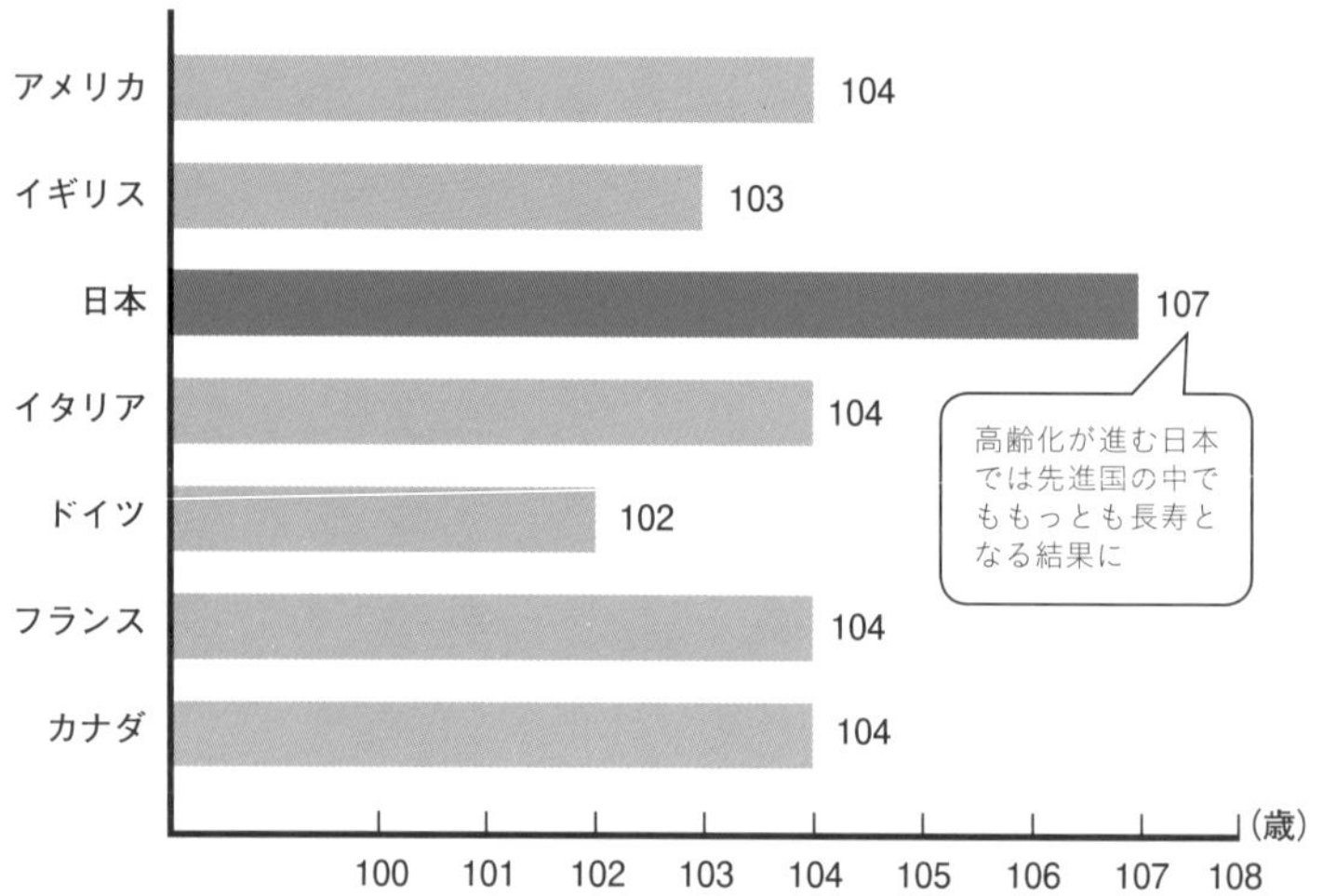

資料出所:ロンドンビジネススクール マネジメント実践教授 リンダ・グラットン

ばん困ることは一体、何だろうか？

恐らく多くの人が、「普通に生活できなくなること」と答えるのではないか。では、「普通に生活する（健康寿命）*」ためには、どうすればいいのだろうか？

それが、「顔を朽ちさせない」ことに繋がってくると思う。朽ちるとは、知らず知らずのうちに問題が山積し、静かにその機能が停止することだ。

顔の機能が静かにその役目を閉じていく問題を食い止めなければならない。

そこで本書では１００歳まで「普通に生きる」ために、「顔を朽ちさせない」方法を紹介する。

それでは、本書の構成を述べよう。

一見すると表面上は何も問題が起きていないような状態にもかかわらず、内側には大きな問題が進行している「朽ちる」メカニズムについては、第１章で詳細を述べていきたい。

続いて、顔に注目していく。口にある常在菌のバランスが崩れ、歯周病によって口の中に細菌が充満して、細菌が口から全身に広がっていく状態については、第２章で詳し

＊健康寿命
介護を受けたり寝たきりになったりせず日常生活を送れる期間を示す。２０１６年時点で女性は74・79歳、男性は72・14歳となっている。

く述べていく。

体を朽ちさせる原因物質が少しずつたまっていき、それが体や顔を朽ちさせる状態になることを第3章で詳しく述べていく。

第3章までの知識を元に顔を朽ちさせないためには、具体的にどのような方法があるのかを第4章では取り上げていきたい。

毎日の行動がこれまでの知識によって変わった時、改めて何のために健康になりたいのかを考える必要が出てくる。第5章ではそのことを詳しく述べていきたい。

2020年4月

著者

目次

はじめに　1

体は顔から朽ちていく　1
普通に生きられなくなるということは、どういうことか？　2
人生100年時代を生きるために必要なこと　3

第1章　最初のボヤは顔から起こる

ある日、自らを破壊するメッセージが届く

なぜ同じ年齢なのに、老いている顔の人と若々しい顔の人が存在するのか？　16
私たちの体を守る免疫とは？　21
脳さえも動かす細胞同士のコミュニケーション　23
相手を騙すがん細胞のメッセージ　26
細胞の近距離通信と遠距離通信　27
細胞や臓器が発信する伝達物質　28

火事によって、体に何が起こるのか

顔に炎が生まれる細胞間のコミュニケーション　30
炎症が「朽ち」を進めていく　31
2005年と2016年では歯周病患者は15～44歳でほぼ2倍に　33
歯茎に炎症がある人は全身にも疾患がある　37

重大な病の真の原因を探る

食環境が劣悪な4000年前の庶民のミイラに、なぜぜいたく病とされた動脈硬化が見つかるのか　39
脳を進化させるため人類は炎症に弱くなった!?　43
肥満が顔を老化させる　45
肥大化した脂肪細胞が、聴力を低下させる驚くべき事実　46
失明原因の第1位である緑内障にも炎症が影響を与えている　49
50代から発症する日本の加齢黄斑変性は血管病　50
なぜ大人の近視が増えているのか？　51
目の負のマイルストーンを踏み続けないために「アイフレイル」を重視する　54

フレイルの高齢者の6割は、眼科的な問題を抱えている 57
最初のボヤは顔から起こる 59
column 夜型は肥満になりやすい 61

第2章 口から始まる炎の連鎖

それは口の中のボヤから始まった

体のボヤは口から起こる、その理由 66
口にはなぜ腸と同じくらいの細菌が存在しているのか 68
細菌のバランスが取れていれば、体に悪さはしない 70
虫歯と歯周病は、常在菌のバランスを崩す 71
歯周病の原因菌とは？ 73

小さな炎がやがて広がっていく

現代人の口は、朽ちている 78
臭い口は雑菌が充満している台拭きと同じ 82
喫煙者の口腔環境はバイキンだらけ 83

タバコに含まれる有害物質で、肺が炎症を起こすCOPD　85

体を繋ぐネットワークがもたらす脅威

歯周病菌が血管に入り全身に運ばれる　87
歯周病が他の慢性炎症を悪化させる　89
歯周病菌が体内ネットワークをつかさどる腎臓の働きを低下させて死に至る病へ　91
歯周病を患うとすい臓がんの発症リスクが最大で2・2倍に　92
歯周病が悪化すると早産・低体重児出産に!?　93
手足切断もあるバージャー病にも歯周病菌が関係　94
毛細血管が多い腎臓や目がボロボロに。体が朽ち始める　95
歯に付いた歯垢が大火事のもと　97

第3章 かくして体は炎に包まれ続ける

AGEは炎症の火つけ役

現代人は、食生活により体中に「炎症」の火薬庫を抱えている　102

糖とタンパク質が出合い、炎症が始まる 105
糖化は血液や酵素にも起こる 108
がん細胞の増殖を手助けする 109
老化のスピードが加速する 111
36歳以上の人の死亡リスクと関連 112

体にAGEがたまっていないか

AGEはなぜたまるのか 114
体は高血糖状態を記憶する 116
血管がなぜ硬くなるのか? 118
AGEは腸内環境を乱す 119
骨粗しょう症の原因にもなる 120
紫外線以上に皮膚を老化させるもの 122

そして全身に「朽ち」が広がっていく

水晶体に影響を与え、白内障が悪化する 125
歯周病がさらに悪化する 126

脳の機能にも影響を与える 127
卵子も糖化の影響を受ける 129
AGEは男性ホルモンを減らす 130

第4章 健全な体は顔から生まれる

口に入るものを変えよ

負のマイルストーンを踏襲しないように生きるには？ 134
早めの対応でQOLを高めれば、「健康格差」を是正できる 135
何はともあれ、まずは口に入るものから変えていく 136
老化に直結する調理法や糖質に注意をする 139
料理の仕方で炎症を防ぐ 145

体の糖化に気を付けるには

食後の血糖値が上がりにくい食物を食べる 147

空腹は寿命を延ばす
空腹の時間が細胞の抗酸化、抗糖化能力を高める……153
糖質制限は極端にしない……154
糖化から始まる、糖尿病、失明、がん、QOL低下の悪循環を食い止める……155
食生活と生活習慣を変えて、老化に打ち勝つ……157
column 男性更年期障害を乗り切るには？……160

第5章 体の今を読み解く

自分にとっての健康とは？
そもそも、あなたは何のために健康になりたいのか？……166
不安というネガティブな心理によって、情報を取得する弊害……168
健康オタクでは、「健康格差」は埋まらない……169
体は百人百様。自分の体に合った正しい生活を送る……171
体を理解して進行のメカニズムを知り、どう生きるべきか考える……176

病気が見つかってからでは遅過ぎる

疾患を見つけるための人間ドックではもはや手遅れのときもある　178
静かに症状が進行していく疾患には定期的な健診が必要　180
KRD Nihombashi でできること　182
自分中心に健康を考える　183
column　健康のために何をすべきか？　185
おわりに　186

第1章

最初のボヤは顔から起こる

ある日、自らを破壊するメッセージが届く

なぜ同じ年齢なのに、老いている顔の人と若々しい顔の人が存在するのか？

同じ年齢なのに、その年齢には思えないような老けた顔の人もいれば、その一方で年齢よりもずっと若々しい顔の人もいる。老けている人、もしくは若々しい人は、生まれてからずっとそういう体質だったのだろうと考える人も多いかもしれない。

でも、こう考えたことはあるだろうか？

「一体なぜ、同じ年齢なのに、そんなに顔の老け方が違うのだろうか？」
「何が一方を老けさせて、何が一方を若々しくさせているのか？」

実はそこには、「朽ちる」ことが大きく関わっているのである。体の内側で静かに進行している問題が「老い」という形で表面化している。顔に出る「老い」は問題の進行

度合いを表しているのである。

例えば、眉間のしわ、である。

年齢の割に眉間のしわが深い人はどこにでもいるだろう。しわが深いと老いている印象を与えると思う。しかし、眉間のしわが深いというのは、もっと重要な意味がある。

実は眉間のしわが浅い人と深い人では動脈硬化が原因で亡くなってしまう確率が10倍近く高いというデータが出ている。

これは2018年、欧州心臓病学会でトゥールーズ大学病院センター労働衛生学ヨランデ・エスキロール准教授が発表したものだ。約3200人の健康な成人を対象に額のしわを評価して、その後、20年にわたって追跡調査した結果である。

しわは、なぜできるのかというと、まずは肌のコラーゲンの変化が挙げられよう。老いが進行すると肌の弾力が失われていく。さらに重要なことは顔の血管はとても細く、年とともにもろくなっていく。肌の老化と血管の老化。これが、顔の老化の違いとなって出てくるのである。

髪の毛の老いも見過ごすことはできない。

若くして薄毛であったり、若白髪が多い人がいる。そうした髪の毛の老いが、健康にどのような影響を与えるのかは、これまでわからなかった。しかし、40歳以下のインド人男性約2000人（冠動脈疾患*を抱える790人と健康な男性1270人）を対象とした研究結果がある。

インド心臓病学会で2017年に発表された調査結果で、薄毛の人や、若白髪がある男性は、これらがない男性と比べて冠動脈疾患を発症する確率が、5倍以上高いというデータである（Male-pattern baldness and premature greying associated with risk of early heart disease）。

ここまで話をしてきて多くの人は疑問に思ったかもしれない。なぜ、「老い」のスピードは人によって異なるのだろうか？

それには次の質問に答える必要があるだろう。つまり、そもそも人は何が原因で「朽ちる」のか？　ということだ。その原因がわかれば、「老い」のスピードの違いもおの

＊冠動脈疾患
心臓の筋肉（心筋）に血液がうまく行き渡らない病気を冠動脈疾患という。原因は血管が硬くなり、血液が行き渡らなくなる動脈硬化である。冠動脈疾患によって、もたらされる症状は、心臓の筋肉が酸素不足で壊死する急性心筋梗塞など。

ずと解明されるはずだ。

これまで人の老化は、加齢によるものだとされてきた。長く生きていれば、加齢による老化によって、誰でも同じような時期に同じようなプロセスで老いていく、とされてきた。皮膚にしわが出てきたり、目がかすんで見えづらくなったり、血管が硬くなり、筋肉が衰え、骨はもろくなる。心臓や腎臓の状態も悪くなり、記憶力も低下して、物覚えが悪くなる。がんになる恐れも出てくる。

人間は年齢とともに、老化現象が起きることがとても自然なことで、細胞のプログラムや遺伝子によって決められていることだと考えられていた。

そして、それらの老いのスピードを和らげるためには、それぞれの部位や臓器ごとに対処するしかないと考えられてきた。

例えば、皮膚のたるみやしわには、コラーゲンが深く関わるので、コラーゲンが含まれる食べ物を食べる。骨粗しょう症にならないように、カルシウムが含まれる食品や健康食品を多く摂取する。血管が詰まって心筋梗塞《こうそく》や脳梗塞などにならないように、血圧と血糖値に注意して、脂質や塩分を摂《と》り過ぎないように注意するなど、どこかで聞いたことがある人も多いのではないだろうか。

しかし、すべての人が等しく老化するのならまだしも、このような理屈では、老いのスピードが人によって違うということの説明にはならないだろう。

実は人が「朽ちる」のは、加齢によるものだけではない。それよりも、私たちの体を守ってくれるはずの「免疫反応」の暴走によるところが大きいのである。

こう聞いて、あなたは思うかもしれない。

本来、病原菌などの外敵から私たちの体を守ってくれる「免疫反応」が、なぜ私たち自身に向けて牙をむくのだろうか？

なぜ、私たちの生命を守ってくれるはずの「免疫反応」が、「朽ちる」スピードに影響を与えているのだろうか？

それを理解するためには、私たちの体を形作っている細胞がどのようにして免疫機能を発揮しているのか、つまり、どのようにして病気を防いでいるのか、その防衛の仕組みを知る必要があるだろう。

私たちの体を守る免疫とは？

もしかしたら、高校の生物の時間に学んだことがある人もいるかもしれないが、生物が病原菌や異物から体を守る「免疫」について、簡単に述べておこう。

まず免疫という言葉だが、「疫（病）から免れる」という意味がある。私たちの体は、ウイルスや細菌、カビといった病原体や異物に常にさらされている。

そのため生命を維持するためには、病原体や異物を常に体に侵入させないよう排除する必要がある。「免疫」とは、病原体や異物が体に侵入しないように、それらを排除する仕組みのことをいう。

ただし、病原体を排除するにもいろいろな段階がある。そもそも外部から入ってくる病原体は、皮膚や体の器官を覆っている粘液によるバリア機能で防がれる。大抵の病原体や異物はそこから入ってくることができない。しかし、最初のバリアを擦り抜ける病原体や異物もある。そこで、最初のバリアを突破した病原体や異物に対しては、「免疫」が作動する。

例えば、転んでけがをしたとき、体の中に様々な病原体や細菌が入ってくる。そのときに体を防衛するための細胞のことを免疫細胞*という。

何だか難しい話が始まりそうだと思った人、もう少しお付き合いいただきたい。なぜならば、私たちが気付かないところで行なわれている病原体や細菌と免疫細胞の戦いこそが、老いのスピードがなぜ人によって異なるのかの違いに大きく関わってくるからだ。

第1段階は、比較的小規模な物理的攻撃が中心になる。例えば病原体を免疫細胞が取り込んで、病原体と共に死んでしまったり（この場合、免疫細胞は膿《うみ》になる）、免疫細胞が病原体を食べて消化酵素で分解したりするという方法が採用される。

ところが、病原体の中には、極微小な病原体も多い。例えば血液中に流れているような小さな病原体は免疫細胞自身で発見することが難しい。一方で自分の体の細胞内に深く入り込んでいる病原体は、免疫細胞よりも体の細胞のサイズのほうが大きいので、取り込んだり、食べて排除したりすることはできない。

そこで第2段階では、チームワークによる、さらに強力な物理攻撃や異物を変質させて、機能を停止させる攻撃がなされることになる。病原体に感染した自分の細胞そのものを破壊したり、病原体を捕食するさらに強力な細胞を呼び寄せたりする。

＊免疫細胞

免疫システムで働く白血球のこと。骨髄にある造血幹細胞によって作られる。防衛機能には病原体や異物を食べて排除する自然免疫と異物に対する抗体を作って排除する獲得免疫の2種類が存在する。

病原体や異物を攻撃する「好中球」、細菌を食べるだけではなく、異物を排除するためのサイトカインを作り、炎症を引き起こすメッセージ物質を放出する「マクロファージ」、枝のような突起を持ち、他の免疫細胞に命令を出す「樹状細胞」、病原体や異物を排除する抗体を放出する「B細胞」、病原体に感染した細胞などを攻撃して排除する「NK（ナチュラルキラー）細胞」、B細胞やマクロファージを活性化したり、感染した細胞を攻撃したりする「T細胞」がある。

また、体内に侵入してきた異物に対して、タンパク質の抗体*を作り、異物の抗原*と結合させて、溶かしたり、固めたり、無毒化して、それを免疫細胞が捕食して、排除するということも行なう。

このときに免疫細胞は病原体をチーム力で一気に排除しようとする。より強力な外敵には、単独で対処するよりもチームによって対応したほうが、確実にそれらを仕留めることができるからだ。

脳さえも動かす細胞同士のコミュニケーション

細胞同士がチームワークによって連携するためには、免疫細胞同士でお互いにコミュニケーションを取り合うことが必要になってくる。特に病原体が体中に広がる前に、より迅速に免疫細胞同士でコミュニケーションを取るためには、簡単で、さらに広範囲な情報ネットワークが必要になるだろう。だが、細胞自体は言葉を話すことはできない。では、どうやってコミュニケーションを取るのだろうか?

大きく分けて二つのコミュニケーションの方法があるといわれている。

＊抗体
特定の病原体や異物にある抗原を目掛けて結合し、生体内から異物を除去する分子のこと。人間の体はどんな病原体、異物が入ってもそれに合う抗体を作ることができる。抗体がくっついた抗原は、活動が止まったり、緩やかになったりして白血球が食べやすくなり、排除しやすくなる。

＊抗原
体に入ってきた病原体や異物のこと。抗原には細菌、カビ、ウイルスなどの病原体だけでなく、他の生物が持つ有機物や細菌が作り出す内毒素、がん細胞などが含まれる。

一つは細胞同士で接触して、直接コミュニケーションを取る方法である。これは細胞が行なうコミュニケーションの中でももっとも原始的なコミュニケーション方法の一つである。

例えてみれば、糸電話のようなものだ。脳にある神経細胞*などは、通話のための糸であるシナプス（神経細胞間の接合部）を最大限に伸ばして、より早くより多くの細胞と情報交換を行なっている。

しかし、免疫細胞にとってはどうか。広大な体内で、大勢の味方を呼び寄せて戦うには、少し非効率的なコミュニケーション法だと言わざるを得ない。

もう一つは、体中に張り巡らされているネットワークである血管を使って、遠隔的にコミュニケーションを取る方法だ。細胞はタンパク質でできたメッセージ物質を血管内に放出する。

そして、そのタンパク質でできたメッセージ物質が、サイトカイン*（cytokine）と呼ばれる伝達物質である。サイトカインは造語でラテン語の細胞を意味するcyto（サイト）と同じくラテン語の作動物質を意味するkine（カイン）の組み合わせで成り立っている。細胞が発信する手紙のようなものと考えてもらえばいいだろう。サイトカインを通じて、行なうコミュニケーション方法を「factor-mediated interaction（因子媒介

＊神経細胞
中枢組織における情報処理と情報伝達に特化した細胞のこと。

＊サイトカイン
免疫細胞が分泌するタンパク質でできている生理活性物質のこと。様々な種類がある。
炎症を誘導し、免疫細胞の寿命を延長化させ、発熱反応を引き起こす「インターロイキン（ＩＬ）」、炎症の初期に免疫細胞のマクロファージなどが分泌する腫瘍細胞を破壊する役割を負った「腫瘍壊死因子（ＴＮＦ）」、免疫細胞を活性化させる「インターフェロン（ＩＮＦ）」、白血球の運動性を高める「ケモカイン」などがある。

相互作用)」という。

サイトカインは血流を通じて、体中を自由に動き回る。このため、体中にある様々な細胞にメッセージを届けることができる。細胞は受容体という特定のメッセージを受け取る受信箱のようなものを持っているため、どんなに遠く離れている細胞にも確実にメッセージが届くようになっているのだ。

そして、サイトカインのメッセージ内容も多岐にわたっている。「増えろ」というメッセージもあれば、「働け」という細胞の行動を促すメッセージもある。一方で「おとなしくしてほしい」というのもあれば、「死んでください」という細胞の行動を制するものもあるのだ。

サイトカインは免疫細胞だけでなく、あらゆる細胞から発信されて、体を維持するためのメッセージを細胞間でやり取りしている。

例えば脂肪細胞から発信されているサイトカインの中には、「体の重さを維持せよ」というメッセージを持ったものがある。これまで体重のホメオスタシス*（恒常性維持）効果は、どこで行なわれているのかよくわかっていなかった。しかし、最近の研究では脂肪細胞が出すサイトカインが重要であることが判明している。このように、細胞同士のコミュニケーションを担うサイトカインは私たちの体の維持に大きく関わっているのである。

＊ホメオスタシス効果
恒常性といい、温度や湿度などの外部環境に影響されずに体温維持、血糖値の調節、体重の調節など人間が生きる上で必要な条件をほぼ一定に保つ機能。内分泌系、免疫系、神経系のシステムが互いに協調的に働き維持される。

相手を騙すがん細胞のメッセージ

ところで、２０１８（平成30）年に、京都大学特別教授の本庶佑氏がノーベル生理学・医学賞を受賞した。受賞した理由は「免疫抑制の阻害によるがん治療法の発見」だったが、免疫システムの抑制を担うのが、同氏が発見した「ＰＤ－１（Programmed cell death 1：細胞の自然死を促すためにプログラムされた分子）」というタンパク質である。自分で自分を攻撃する自己免疫疾患を起こさないようにするためにこの分子は存在している。

ところが、がん細胞の表面に存在する「ＰＤ－１」という分子が、がん細胞を駆逐する免疫細胞にくっつくと「停止してください」というメッセージが免疫細胞に届いてしまう。

すると、免疫細胞は他の免疫細胞の応援を呼ぶためのサイトカインを出せなくなってしまい、機能を停止させる。その間に、がん細胞は増殖して体をむしばんでいくということになるのだ。

免疫を正しく動かすためには、がん細胞上ある「ＰＤ－１」を介したメッセージをブロックする機能を持つ薬があればいいということになる。それが、ニボルマブ（ヒト型抗ヒトPD－１モノクローナル抗体）という薬なのである。

細胞の近距離通信と遠距離通信

ここまで聞いて、あなたは気が付いたかもしれない。私たちの体内には、脳や体の各器官に作用する、サイトカインと同じような役目を果たす伝達物質の存在があることを……。

そう。ホルモン*である。

ホルモンも同じように、血管を通じて体中に作用するメッセージ物質である。

脳の視床下部*や下垂体、副腎*、精巣や卵巣などいわゆる内分泌臓器から出されるものだ。例えば、筋肉や骨格を発達させて男らしい体を作る男性ホルモン、同じく、皮下脂肪を増やして、ふっくらとした女性らしい体を作る女性ホルモン。交感神経を刺激して、血糖値と血圧を上昇させ、体を興奮状態にさせるアドレナリンやノルアドレナリン、精神を安定させ、気分を落ち着かせるセロトニン、子宮を収縮させて分娩《ぶんべん》を促したり、母乳を出す役割のあるオキシトシンなど、ホルモンには、体の各器官を動かした

＊**ホルモン**
内分泌系の器官から分泌されるホメオスタシスを維持するための情報伝達物質。体の健康維持のためいろいろな機能を調整しているが現在１００種類以上のホルモンが見つかっている。

＊**脳の視床下部**
体温調節や血圧、心拍数、性行動などをつかさどるだけでなく、怒りや不安などの情動行動、自律神経系をコントロールする機能がある。

＊**副腎**
腎臓の上部に存在する内分泌臓器。アルドステロンやコルチゾール、アドレナリン、ノルアドレナリンなどのホルモンはここで作られる。

り、気分や感情を左右したりするメッセージを伝達する物質なのである。このように、ホルモンとサイトカインはとても近い作用をしている存在なのだ。ホルモンは体の広範囲に作用するメッセージ物質ではあるが、サイトカインと比べると大きな違いがある。それは、通信ができる距離だ。

サイトカインは、主として発信している細胞の周辺に作用する。一方、ホルモンはサイトカインと比べて、より遠方にある標的器官に特異的に働く。

細胞や臓器が発信する伝達物質

私たちの体は、これまで紹介したように細胞間のコミュニケーションによって、細胞を活性化させたり、鎮静化させたりして、ホメオスタシス（生体恒常性）が維持されている。

細胞間のコミュニケーションには、神経系、内分泌系、免疫系が関与している。

これまで紹介したように、免疫系は人間の免疫をつかさどっており、サイトカインは免疫系細胞間のコミュニケーションをはかる伝達物質だ。内分泌系は、生命維持活動や生殖活動をつかさどっており、伝達物質（ホルモン）が内分泌臓器の間を行き来している。

そして、神経系でいえば中枢神経*の中でも細胞間コミュニケーションは行なわれてい

***中枢神経**
脳と脊髄から構成される神経。全身に指令を送る役割がある。

る。喜びや快楽の感情に関わるドーパミン、心を落ち着かせる働きがあるセロトニン、興奮を媒介するアドレナリンなどの伝達物質を知っている人も多いだろう。これらの神経伝達物質*は、脳内のシナプスというアンテナを通じて、やり取りされている。

伝達物質の伝わり方や量に問題がなければ、その人の感情は安定している。しかし、ある伝達物質の量が多かったり、少なかったりしたら、怒りが抑えられなかったり、快楽を求め過ぎて、依存症になったり、逆にうつ病になったりする。

また伝達物質は相互に影響し合ったりもする。伝達物質を介した免疫系、内分泌系、神経系のネットワークが私たちの体の状態を大きく左右している。

＊神経伝達物質
別名・脳内ホルモン。脳内の細胞を活性化させたり、抑制したりする作用がある。

火事によって、体に何が起こるのか

顔に炎が生まれる細胞間のコミュニケーション

炎症とはどのような状態なのか？　免疫細胞が病原体と戦う話に少し戻ろう。病原体や異物に対して、強力な物理攻撃をする第2段階。免疫細胞はチームワークで物理攻撃をするために、サイトカインを放出する。

例えば、サイトカインのメッセージの中には毛細血管*を拡張して、応援の免疫細胞を呼び寄せるものがある。その一方で免疫細胞を活性化させるために、脳の視床下部に働き掛けて、発熱を促したりするメッセージも存在する。

サイトカインによって、病原体を駆逐しようと免疫細胞が活性化する。活性化することによって、免疫細胞は病原体に感染した自分の体の細胞を次々と破壊することになる。当然のことながら、細胞の破壊には痛みを伴う。免疫細胞によって物理攻撃が行なわれているエリアは、赤くなったり、熱を持ったり、痛みが生じたり、腫れたりする。

＊毛細血管
全身の99％を占めており、酸素と栄養を体に届ける働きがある。

この状態は、まるで体の中に炎があるような感覚を生むだろう。

これが「炎症」と呼ばれる状態なのである。

炎症が「朽ち」を進めていく

「炎症」の状態は大きく分けて、二つあるとされている。一つは急性炎症である。急性とはその名の通りに一過性の炎症状態を表す。急性炎症は1~2週間ほどで収束する一時的な炎症のことを指している。

急性炎症は、いわゆる切り傷などで見られる炎症で、本書で定義している「朽ちる」という状態は引き起こさない。

しかし、慢性的に続く炎症は「朽ちる」状態を引き起こす。

自分の体が自分の免疫細胞によって長期間、攻撃され続けることになると「朽ち」が一層進むことになる。この状態を慢性炎症という。ボヤのような弱い炎症が長い間続いたり、繰り返されたりすると体の機能が少しずつ弱まっていく。皮膚や臓器が硬くなって、バリア機能や本来の臓器の機能を果たせなくなるのも炎症が原因である。

慢性炎症と聞いて、体の中にそうした炎症状態になっている箇所はないと思う人もいるかもしれない。

しかし、日本人の約7割が罹患《りかん》している炎症性の疾患がある。それは、歯周病である。

歯周病は口の慢性的な炎症だ。後ほど詳しく述べるが、歯周病とは口の中にある細菌が歯と歯茎の境目に付着することから起こる。付着した細菌が多くなると歯茎に軽微な炎症が起こる。炎症によって環境が変わると細菌叢*《そう》も変わり、次第にグラム陰性菌*が多くなる。免疫細胞によって細菌が死滅させられるときに、この細菌の持つ内毒素*（エンドトキシン）が放出されるのだ。

この内毒素に免疫システムが反応して、サイトカインが大量に分泌される。免疫細胞が活性化して、歯茎の腫脹や炎症を引き起こしたり、破骨細胞*を活性化させたりする。こうして自分の体に攻撃を仕掛け、炎症状態を招くのである。

炎症状態が続けば、細菌に感染した歯茎の組織が次第に破壊されていく。

歯槽骨という歯を支えている骨が溶けていく。こうして最終的には歯が抜けてしまうことになる。

このように、「慢性炎症」と体の機能が少しずつ低下していく「朽ち」はとても密接な関係があるのである。

＊細菌叢
微生物の集合体を指す。お花畑に見えることからフローラと呼ばれている。

＊グラム陰性菌
細菌分類のための染色法（グラム染色）で染まらない細菌の一つ。菌が死滅すると、毒性をが出る場合があると言われる細菌群。大腸菌やコレラ菌なども含まれる。

＊内毒素
細菌が作る毒素には、外毒素と内毒素がある。菌の外に分泌される毒素は外毒素。内毒素は、細胞壁の成分で菌が死滅したときに出てくるものをいう。

2005年と2016年では歯周病患者は15～44歳でほぼ2倍に

厚生労働省が調査をしている「平成28年歯科疾患実態調査」では、30代の8割は何らかの歯周病の症状があるといわれており、若年層化が進んでいる。

歯茎と歯の境目の溝が0・5～3㎜程度であれば、問題ないが、4㎜以上の溝が存在すると、すでに歯周病に冒されていて、「炎症」が進んでいる状態である。

2005（平成17）年では、15～24歳までいわゆる歯周病に罹患している人は、7・2％だった。2016（平成28）年の調査では、17・6％にまで増加している。また25～44歳の現役世代も増えており、45～54歳では2人に1人が歯周病だ【図表2】。問題は毎日2回以上の歯磨きをしている人が2016年では、半分近くいるのに、それでも歯周病になっているという驚くべき実態である【図表3】。これは、食生活の変化や生活環境の変化など歯磨き不足以外に炎症を引き起こす原因が他にあることを示唆している。この問題については、第3章で紹介しよう。

なお、歯茎に炎症が起こってから、歯が失われるまでに約15～30年かかるといわれている。

＊破骨細胞
骨を破壊する細胞のこと。骨を溶かす酵素や骨と接する部分を酸性にして骨を溶かしている。

【図表2】4mm以上の歯周ポケットを有する者の割合の年次推移

（%）

年齢階級（歳）	1999年（平成11年）	2005年（平成17年）	2011年（平成23年）	2016年（平成28年）
15～24	10.4	7.2	8.5	17.6
25～34	21.5	21.6	17.8	32.4
35～44	31.5	26.6	24.3	42.6
45～54	43.4	42.2	33.2	49.5
55～64	50.0	49.8	47.0	53.7
65～74	45.5	48.9	46.5	57.5
75～	28.0	36.5	44.9	50.6

注1）1999（平成11）年と2005（平成17）年以降では、1歯あたりの診査部位が異なる。

注2）被調査者のうち対象歯を持たない者も含めた割合を算出した。

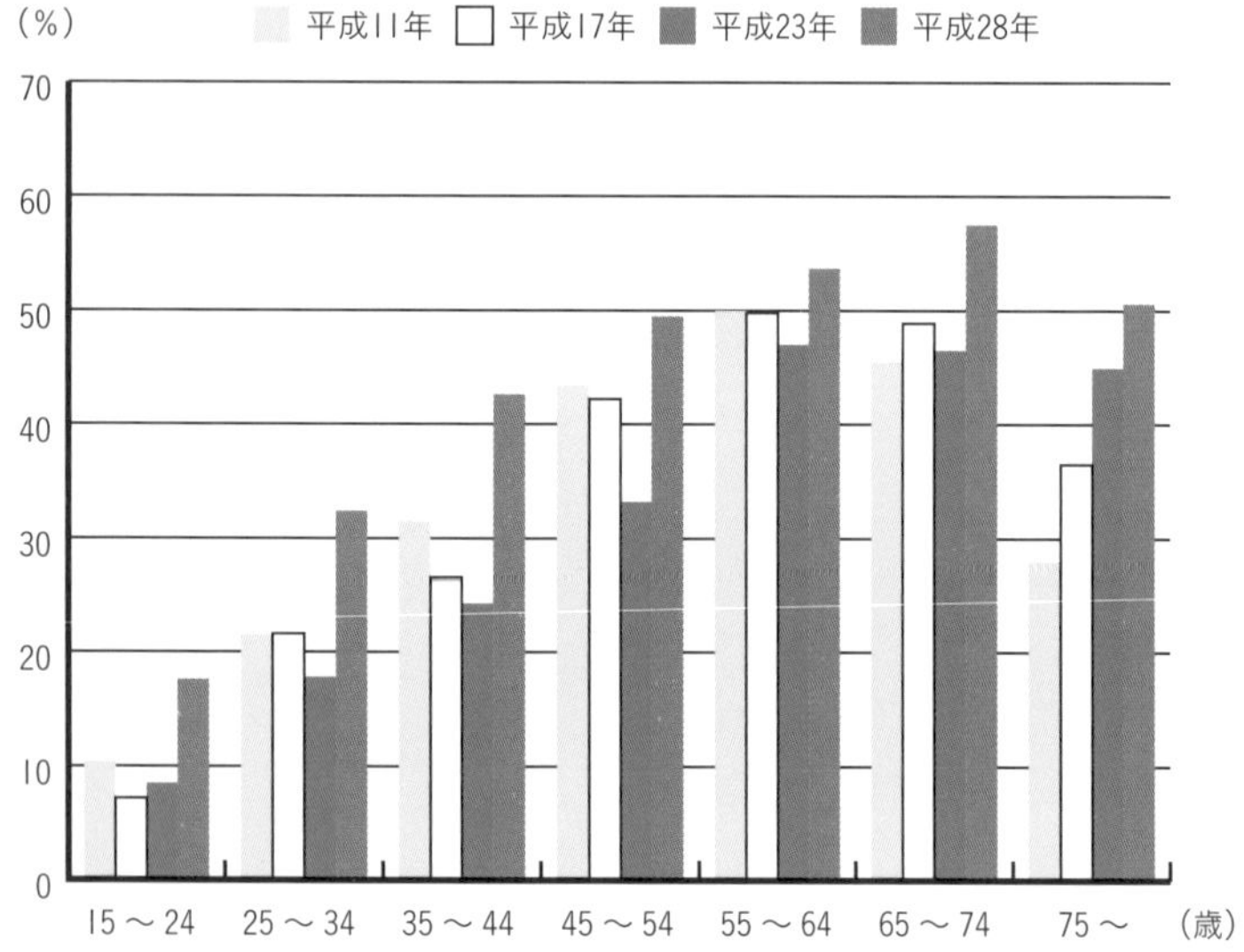

出典：厚生労働省「平成28年歯科疾患実態調査」

【図表3】歯ブラシの使用状況の推移
1969（昭和44）年～2016（平成28）年、総数（1歳以上）

（%）

調査年	みがかない者	ときどきみがく者	毎日（総数）	毎日みがく者				（再掲）毎日2回以上
				1回	2回	3回以上	回数不詳	
昭和44年（1969年）	8.1	11.8	79.7	62.8	15.1	1.8	-	16.9
昭和50年（1975年）	4.3	9.2	80.7	53.4	24.6	2.6	-	27.3
昭和56年（1981年）	2.4	7.1	90.5	46.4	36.6	7.5	-	44.1
昭和62年（1987年）	1.3	5.5	93.2	38.6	41.7	13.0	-	54.6
平成5年（1993年）	1.1	3.9	94.0	33.0	44.9	16.1	-	61.0
平成11年（1999年）	1.3	2.5	95.0	28.7	47.5	18.8	-	66.3
平成17年（2005年）	1.3	2.4	94.8	25.4	48.7	20.8	-	69.5
平成23年（2011年）	1.2	1.8	95.5	21.9	48.3	25.2	0	73.5
平成28年（2016年）	0.4	1.5	95.3	18.3	49.8	27.3	-	77.0

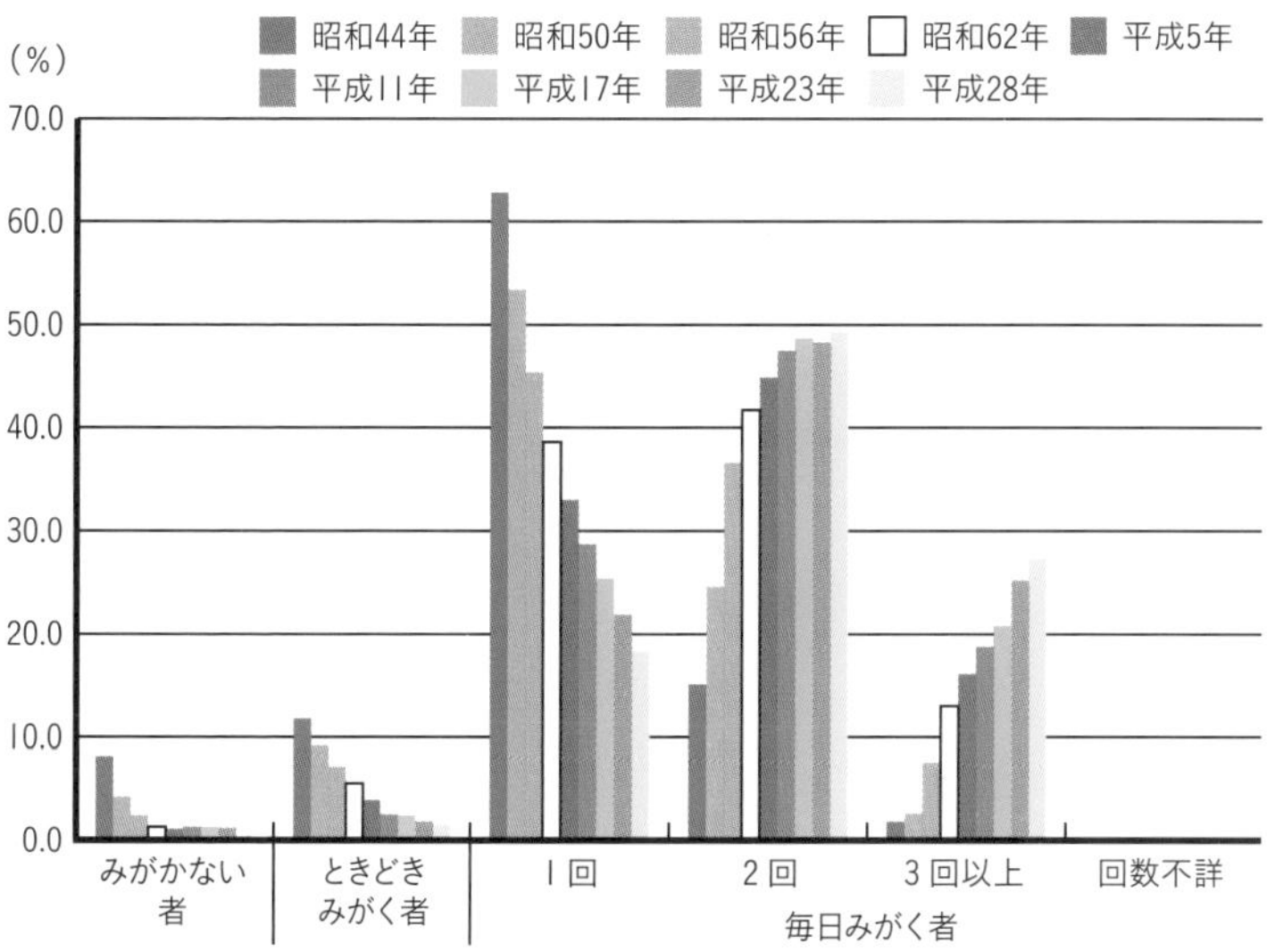

出典：厚生労働省「平成28年歯科疾患実態調査」

歯周病は歯の周りにある歯周組織が炎症を起こし、最終的に歯という臓器を失う原因になる恐ろしい病だ。しかし、それ以上に最近注目されているのは、歯周病と全身疾患の関連性が指摘されていることだ。

口には、約500〜700種類の細菌がいるといわれている。それらの細菌は、それぞれ役割を持っているが、食生活や生活環境の変化により、細菌のバランスが崩れると内毒素を持った細菌が増えてくる。この細菌は歯の周りで、炎症を起こすだけではない。口には唾液が流れている。人は1日に1〜1・5ℓの唾液を飲んでいる。この唾液に乗るルートで、その細菌は胃や腸の消化器官を通り、さらに体の各器官に至ることになる。歯周病が進行していれば、さらに問題は大きくなる。歯茎の組織が破壊されて、血管と繋がることになる。血管は全身に張り巡らされているので、細菌は全身に回っていくことになる。

体全体に存在している免疫細胞が細菌の内毒素に反応して、炎症を次々と生み出すサイトカインを全身に撒き散らす。これによって全身が炎症に包まれることになるのだ。

歯茎に炎症がある人は全身にも疾患がある

ある箇所のサイトカインの血中濃度が上がると、サイトカインはホルモンと同じように全身に大量に散らばっていくという性質を持っている。

このことから、歯周病が長期間続くと、そこから発生したサイトカインが全身の免疫細胞に働き掛け、全身が炎症状態になってしまう。

実は近年の研究で、歯周病と全身疾患の繋がりが指摘されている。その主な原因をサイトカインが引き起こしていると言っても過言ではない。

食事などの生活習慣の歪《ゆが》みから高血糖になった2型糖尿病患者*142人に対して、糖尿病と歯周病が相互にどのように影響を及ぼし合うかについて、2009(平成21)年に東京医科歯科大学歯学部附属病院を中心に検討が行なわれた(Katagiri S, et al. Diabetes Res Clin Pract, 2009)。

その結果、歯周病治療によって血糖コントロールが改善する一方で、糖尿病治療によっても歯周病の症状を抑えられることがわかった。

歯周病の炎症から生み出されるサイトカインには、血液中の糖をエネルギーに変換するホルモン、インスリンに対して、「機能を停止せよ」というメッセージを出すものが

＊2型糖尿病
糖尿病は発症した原因によって大きく二つのタイプに分かれる。I型は若いときに発症するタイプで、すい臓にあるランゲルハンス島のβ細胞が障害されて、インスリンが作れなくなった結果、高血糖の状態に陥いったもの。2型は遺伝的な要因に加え、運動不足や糖質の摂り過ぎなどによって、インスリンの分泌と働きが抑えられた結果、高血糖状態になったもの。糖尿病患者のほとんどは2型糖尿病とされる。

ある。このため、インスリン抵抗性の状態が続くことになり、糖尿病を悪化させる。つまり、歯周病治療をしっかりすれば、インスリン抵抗性が改善され、血糖コントロールが良くなることが示されたのである。また、高血糖は、口の中の慢性炎症を増悪させるようである。その他にも、歯周病の細菌が、動脈硬化などの循環器系の疾患を引き起こしたり、悪化させたりすることが、様々な研究によって明らかにされつつある。

重大な病の真の原因を探る

食環境が劣悪な4000年前の庶民のミイラに、なぜぜいたく病とされた動脈硬化が見つかるのか

動脈硬化は、血管が硬くなり、柔軟性がなくなっている病気である。動脈硬化が進んでいくと、血管が血流に合わせて自由に拡張できず、狭くなった血管に血栓ができて詰まってしまい、心筋梗塞や脳梗塞、大動脈瘤《りゅう》などの心血管疾患が引き起こされる。

これまで動脈硬化の原因は、加齢が主な原因であるとされてきたが、一概にそうとも言えない論文が発表された。

それは、セントルーク中央アメリカ心臓研究所とミズーリ大学のカンザスシティ医学部が共同研究した、動脈硬化についての論文である（Thompson, RC. et al. Atherosclerosis across 4000 years of human history:the Horus study of four ancient populations. Lancet. 381(9873), 2013, 1211-22）。

この論文は、約４０００年以上昔のミイラに動脈硬化が認められるかどうかを調べたものであった。四つのエリアのミイラとは古代エジプト人、古代ペルー人、アメリカ合衆国の南西部に住んでいたプエブロ人、アラスカ半島からロシアのカムチャッカ半島に至るアリューシャン列島を生活圏にしていたアレウト族のミイラである。ＣＴスキャンによって動脈壁に石灰化したプラーク（粥腫《しゅくしゅ》）があるかどうかを調べている。

調査結果は、四つのすべてのエリアで１３７体のミイラのうち、47体に動脈硬化の兆候が認められた。

古代エジプト人は、76人中29人（38％）、古代ペルー人は51人中13人（25％）、プエブロ人は５人中２人（40％）、アレウト族は５人中３人（60％）が動脈硬化に罹《かか》っていた可能性が高いという結果となった。

もちろん、４０００年前の昔であるから、コンビニエンスストアやファストフード店はどこにもなかった。しかし、古代エジプトのファラオは現代人と同じような料理を食べられる環境にもあった。紀元前1万年前に古代オリエントで野生種が見つかったといわれる大麦や小麦を使った食物といえば、パンである。実際、エジプトでは古王国時代（紀元前２６８６〜紀元前２１８５年頃）で20種類、中王国（紀元前２０４０〜紀元前

1785年頃)、新王国時代(紀元前1570~紀元前1070年頃)には40種類以上のパンが食べられていたようである。

一般庶民のパンは大麦で作られていたが、神へのお供え物として出されたパンにはパンを膨らますためのグルテンが入っている小麦が用いられていたようだ。

そして、パンと一緒に飲まれたのがビールである。古王国時代には4種類のビールがあり、新王国時代には輸入ビールもあったといわれている。さらに肉である。ガチョウや牛、羊などエジプトにはあらゆる肉がそろっていたが、その肉を食せるのは、ファラオや一部の貴族だけであった。

また、エジプトではワインも作られていた関係からブドウもよく食べられていた。

一般庶民ならいざ知らず、ファラオや一部の貴族たちは、現代人のように糖質や脂質の高い食事を日常的にしていたことがわかっている。

一方、古代ペルー人はどうだったかというと、ジャガイモやトウモロコシが食されていたようだ。ジャガイモ栽培の記録は古く、ペルー南部の標高約4000mのチチカカ湖周辺で紀元前7000年ほど前に野生種が採取され、それが紀元前4000年前から2000年前に栽培されて、食べられていた。高地に合うよう、さらに食べられる部分が多くなるように品種改良を重ねた結果、ジャガイモの種類は7000種ほどになったといわれている。

一方、メキシコ原産の野生種であったトウモロコシは紀元前5000年頃までに大量栽培が行なわれていたという。ペルーのトウモロコシは品種が多様で、数百種類のトウモロコシがあるといわれるが、農民たちがペルーの高地に適した品種改良を行なった結果だといわれている。ペルー北部の沿岸部で暮らしていた古代人たちは、収穫したトウモロコシを焼きトウモロコシやポップコーンとして食べていたようだ。そうした証拠が、近年、ペルーのパレドネスやワカ・プリエタといった古代遺跡から見つかっている。ただし、ジャガイモやトウモロコシは、一般庶民はなかなか食することができず、高い身分の人たちに好まれて食べられていたようである。論文には、動脈硬化を発症しているミイラと年齢は正の相関性がある、と結論付けられている。つまり、高齢になればなるほど動脈硬化が発症しやすくなるということだ。しかし、死亡したミイラの平均寿命は43歳で、現代から考えるととても高齢とは言えないし、加齢によって血管がボロボロになるような年齢でもない。

では、原因は一体、何だったのだろう？

当時の資料から一つ考えられるのは、慢性炎症である。

古代エジプト人のファラオや一部の貴族たちは、現代と変わらないような高糖質と高い脂質のある食生活をしていた。同じように古代ペルー人も高糖質のジャガイモやトウモロコシを食べていた。他の地域では、4000年前から調理に火が使われていたことがわかっている。ブエブロ人やアレウト族といった狩猟で生計を立てていた一部の地域の人々は、住居の換気が悪く、調理の際に発生する煙を日常的に吸っていた可能性が高い。煙を吸うことによって、慢性炎症が起こり、そこから動脈硬化が引き起こされたのではないかと考えられている。また、感染症による慢性炎症も関与しているのかもしれない。いずれにしても、このように慢性炎症は、昔から人類を苦しめていたようだ。

脳を進化させるため人類は炎症に弱くなった!?

動脈硬化は脳卒中や心筋梗塞、心不全などの心臓や血管に関連する病気を引き起こす。そして動脈硬化は糖尿病、脂質異常症や高血圧などの合併によって進行する。しかしながら、動脈硬化に罹った患者の約15%はいわゆる危険因子*を持っておらず、他の原因も推定されていた。

こうした疑問に答えたのが筑波大学医学医療系の川西邦夫氏らの研究グループである。彼らは、人間とチンパンジーの遺伝子を比べて、動脈硬化になる原因を調べていた。

***危険因子**
リスクファクターとも。病気の発生や進行の原因になる要素のこと。

すると不思議なことにチンパンジーは人間よりも血清のコレステロール値や中性脂肪値が高く、血圧も高いのに動脈硬化に罹ることが少なく、むしろ心臓の繊維化によって死亡するケースが多いことがわかった。

そこで研究チームは人間とチンパンジーの相違の一つである「ＣＭＡＨ（CMP-Neu5Ac 水酸化酵素）」に注目した。ＣＭＡＨは人間以外のすべての哺乳類が持つ酵素だが、２００万〜３００万年前、大型類人猿から人間に進化する過程でその遺伝子の機能を失ったとされている。

実はＣＭＡＨを生み出す遺伝子を持っていると、出生後すぐに脳の成長が止まるが、ＣＭＡＨを生み出す遺伝子がないと出生後も、しばらく脳は成長し続けることが知られている。ＣＭＡＨ遺伝子の欠失は、人間が脳をさらに発達させるために進化の過程で選択した痕跡の一つと考えられている。

そこで、研究ではＣＭＡＨの遺伝子を持たないマウスとＬＤＬコレステロールが遺伝的に高くなるマウスとを掛け合わせて、さらに高脂肪食で飼育した。そして、ＣＭＡＨの遺伝子を持っているマウスと比較することにした。

するとCMAHの遺伝子を持たないマウスは、つまり、人間と同じ遺伝子の状態のマウスは、CMAHの遺伝子を持っているマウスに比べて慢性炎症が顕著で、動脈硬化の病変がCMAHの遺伝子を持っているマウスに比べると1・9倍も広がっていたという。

このことから我われの祖先は脳の進化を優先させるため、血管に慢性炎症を引き起こす形質も選択してしまったのかもしれない。であれば、子孫の我われは、知恵を絞って炎症から逃れる術を見つけるべきではないだろうか。

肥満が顔を老化させる

脂肪は、単なるアブラの塊などではなく、脂肪細胞という細胞の集まりによって構成される臓器だ。食事から摂った糖や脂質を私たちは日常活動のエネルギーとして活用しているが、脂肪細胞は余ったエネルギーを中性脂肪という油滴として袋に詰め込んでいく。

このようにして脂肪細胞の油滴に中性脂肪が十分に蓄えられると、脂肪細胞はレプチン*というメッセージ物質を放出する。レプチンは、エネルギーが十分たまっているということを脳の中心にある視床下部の神経細胞に伝える。すると、脳は「食べなくてよい」という指令を出すのである。こうして、私たちの食欲は調整されている。

***レプチン**
インスリンによって刺激され、食欲の抑制とエネルギー代謝の調整に関わるホルモン。

このことから、健康な人であれば、脂肪細胞にエネルギーが十分に蓄えられれば、レプチンが出て食欲が抑えられるはずだ。しかし、多くの人は、食欲が抑えられずにエネルギーを摂り続け、脂肪細胞が肥大化し続けることになる。なぜ、レプチンのメッセージが脳の下垂体にある神経細胞に届かないのか？　その理由は、はっきりとはわかっていない。しかしながら、慢性炎症がレプチン抵抗性に関わっている可能性が指摘されている。

このように見ていくと、肥満は慢性炎症の状態であり、体が肥満状態になることは、炎症の上にさらに炎症を重ねることになるということがおわかりいただけるだろう。

肥大化した脂肪細胞が、聴力を低下させる驚くべき事実

また、脂肪細胞によって、炎症が進むことで聴力が低下することが研究によって、明らかにされつつある。肥満が聴力低下に繋がるのは主に二つのメカニズムによる。

一つは動脈硬化が原因になることだ。動脈硬化が進むと内耳動脈*が狭窄《きょうさく》や閉塞を起こし、内耳の聴覚器官である*蝸牛《かぎゅう》への血流量が減少する。これによって聴力が低下する。

＊**内耳動脈**
聴覚と平衡感覚に関わる器官「内耳」にある動脈のこと。

＊**蝸牛**
聴覚をつかさどる感覚器官のこと。

もう一つは炎症だ。肥満によって炎症が進むことにより、聴覚細胞が損傷を受けることになり、これによって聴力が低下するのだ。肥満で聴力が低下するという関係は今までは仮説の段階であったが、次第に因果関係が明らかになりつつある。

国立国際医療研究センター臨床研究センター疫学・予防研究部の胡歓歓氏らが国内12企業に勤める約5万人の会社員を8年間追跡調査した観察研究では、肥満と聴力低下とが関連することが示されている。

2008（平成20）～2011（平成23）年度の職域定期健診で聴力が正常だった20～64歳の会社員4万8549人を対象にした。この対象を肥満によって三つのグループに分けて追跡調査を行なった。すると、肥満がある人では聴力低下のリスクが高まることがわかったのである。

肥満のない人（BMI*25kg／m²未満）と比べた低音域（1000Hz）の聴力低下リスクは、BMIが25kg／m²以上30kg／m²未満の肥満者では1・21倍、BMIが30kg／m²以上の肥満者では1・66倍になっている。低音域ほど強い関連ではなかったものの、高音域（4000Hz）でもほぼ同じ結果が得られた。肥満状態が続いていると特に低い音が聞こえにくくなるリスクが高くなるということだ。

さらに、研究では対象者を肥満（BMI25kg／m²以上）と代謝異常の有無で四つのグ

＊BMI
「Body Mass Index」の略。体格指数とも呼ばれる。ベルギーの数学者、統計学者のアドルフ・ケトレーが考案。計算式は「体重（kg）÷身長（m）の2乗」で日本肥満学会の基準の場合、BMI25以上は肥満とされている。

ループに分けて聴力の低下がどのような状態で起きるのかを分析している。

そのグループを分けるための代謝異常のポイントは次の四つとなる。

1　収縮期血圧130㎜Hg以上あるいは拡張期血圧85㎜Hg以上または高血圧治療中。
2　空腹時血糖値100㎎／dL以上または糖尿病治療中。
3　中性脂肪が150㎎／dL以上または脂質異常症治療中。
4　HDLコレステロール*（HDL-C）値が男性では40㎎／dL未満、女性では50㎎／dL未満。

このうち、二つ以上に該当する場合を代謝異常としている。

代謝的に健康で肥満のない人と比べると、低音域聴力が低下するリスクは、代謝異常を伴う不健康な肥満者の場合では、1・48倍。代謝異常を伴わない肥満者でも1・27倍、代謝異常を伴う肥満のない人は、1・19倍だった。

このように肥満に加えて、代謝異常があるとさらに聴力が低下するリスクが高まるということが、データとしてわかってきたのである。

＊HDLコレステロール
血液中の余分なコレステロールを肝臓に運ぶ役割を担う。いわゆる善玉コレステロール。

失明原因の第1位である緑内障にも炎症が影響を与えている

日本の中途失明の原因疾患の第1位は、しばらく前までは、糖尿病網膜症だった（厚生労働省難治性疾患克服研究事業「網膜脈絡膜・視神経萎縮症に関する調査研究：平成17年度研究報告書」より）。

しかし、糖尿病の薬物療法や健診体制の進歩により、糖尿病網膜症の早期発見と早期治療が進んだ。そのため、2005年以降は、緑内障が失明原因の1位となっている。今や、国民の10人に1人は緑内障の疑いがあるといわれているが、糖尿病網膜症のように早期発見ができる体制が整えられていない。

緑内障は視神経に障害が起こって視野が欠けていく病気だが、これまで緑内障の原因は、高い眼圧や遺伝的な要因が主であるとされていた。

【図表4】目の構造

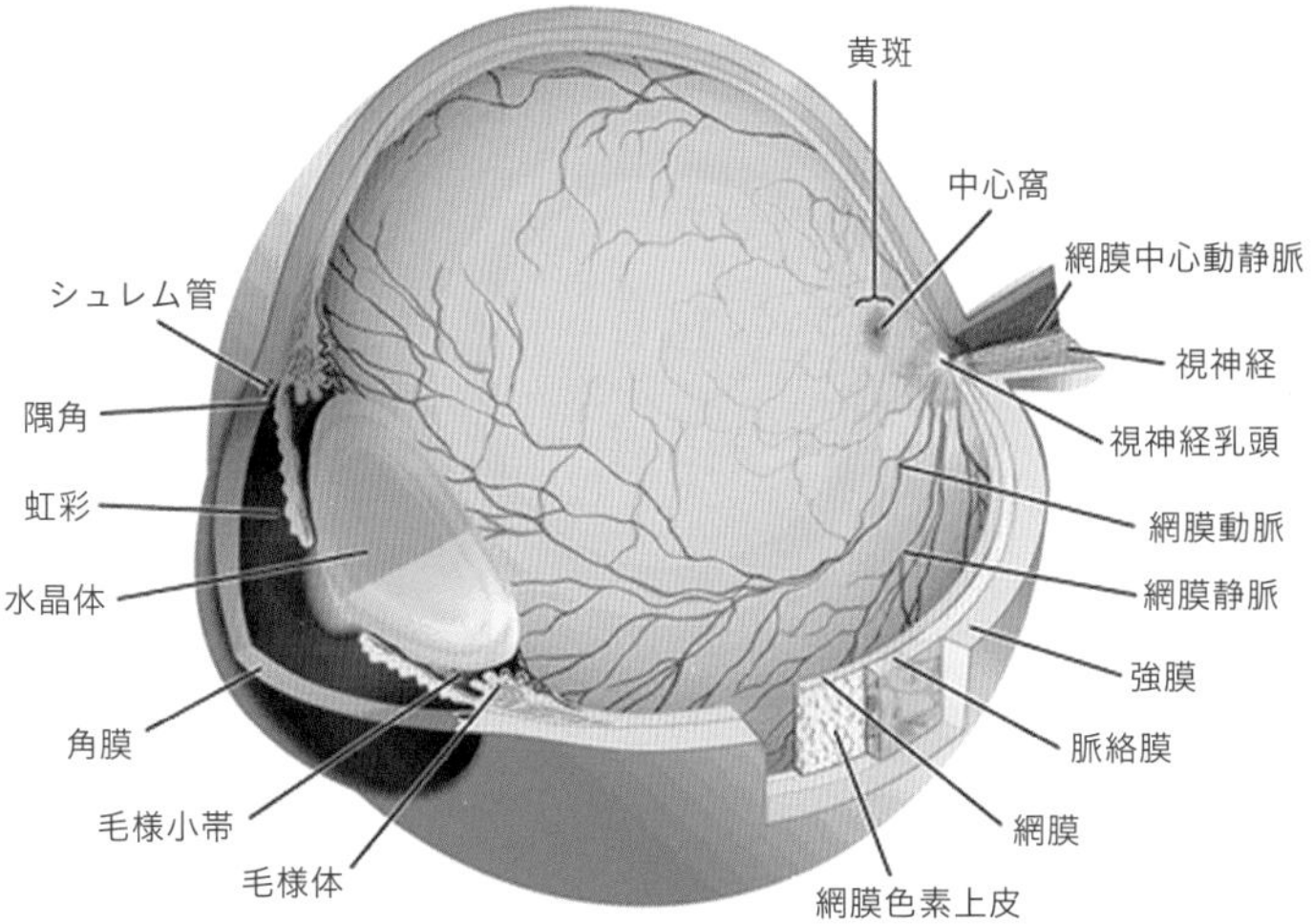

©公益財団法人日本眼科学会

しかし、最新の研究では、脳の免疫細胞といわれるミクログリア*が緑内障に何らかの影響を与えているということがわかってきたのだ。ミクログリアとは、脳脊髄の中にある免疫細胞で神経細胞のサポート役をしている。神経細胞が変性すると、ミクログリアが活性化して、サイトカインを放出し、変性細胞を除去する行動をとる。

実際、緑内障では、網膜*（神経節細胞）に炎症が起こっていることがわかっている。炎症を引き起こすミクログリアが視神経に何らかのダメージを与えているのではないかと考えられている。

50代から発症する日本の加齢黄斑変性は血管病

最近、中途失明の原因疾患として増加しているのが加齢黄斑変性*である。加齢黄斑変性とは、視力や色覚を担う網膜にある黄斑が変性してしまう病気だ。

網膜の外側には、脈絡膜という血管が集まっている層がある。その内側に神経網膜と網膜色素上皮があり、網膜血管からの異物の侵入を防ぐバリア役になっている。網膜色素上皮の機能が低下するとそこに沈着物が貯留する。その沈着物を排除しようと免疫細胞が活動するのだ。

＊ミクログリア
脳の免疫細胞。神経細胞ニューロンに異常が起きると修復したり、死んだニューロンを食べて除去したりする。脳に入ってきた腫瘍細胞や細菌を殺すためにサイトカインを放出する。

＊網膜
視神経の先端が集まる場所。眼球をカメラに例えると、網膜は眼底に広がるフィルムに相当する。

＊加齢黄斑変性
黄斑とは網膜の中心部にある黄色の色素の部分。視野の中でもっとも解像度が良い。その黄斑が加齢によって変性する病気。滲出型と萎縮型があり日本人には血管が網膜に新生してくる滲出型が多い。

炎症によって網膜と血管を隔てている網膜色素上皮がもろくなり、網膜が低酸素状態になって、新生血管*が伸びてくる。血管は弱々しいものが多く、それが破れたり、血液が漏れたりすることによってさらに黄斑変性が進行していく。

ただし、海外と日本の加齢黄斑変性は同じ病気でもパターンが異なる。例えばアメリカ人の場合は、同じ加齢黄斑変性でも網膜色素上皮が薄くなるが、その下に血管の層があり、血管が萎縮する。言ってみれば、外側半分の網膜がしぼんでいくイメージだ。日本人の場合は、新しくできた血管から水漏れするケースが多いのである。

血管から水が漏れると網膜が腫れたり、網膜の下に血液がたまったりすることになる。こうなると網膜の機能はさらに損なわれ、視力が低下していくことになる。これが日本人に多い加齢黄斑変性のパターンなのである。

*新生血管
本来の血管の働きが鈍くなるとそれを補うために新しくできる血管のこと。不完全でもろいという特徴がある。

なぜ大人の近視が増えているのか？

近視は、主に20代前半までに多く認められる疾患だ。目に入ってきた光はカメラのフィルムのような存在の網膜で像を結び、物を正確に見ることができる。ところが、眼軸長（黒目［角膜］とフィルム［網膜］までの長さ）が伸びたり、レンズ（水晶体）の厚みを調整する機能が正しく働かず、うまく網膜で像を結べないという状態になる。これを近視という。

近視は大きく分けて「軸性近視」と「屈折性近視」の二つのタイプがある。軸性近視とは眼軸長が正常よりも長くなるために屈折異常が起きてピントが合わなくなるタイプのことである。子どもの頃は体の成長とともに眼球が大きく伸びるので近視が進むが、ほとんどの人は成長が一段落する20代前半までに近視の進行は治まるのが普通である。ところが、最近は20代を超えても眼球が伸び続けて、近視が進行する方がいる。

文部科学省が２０１８年に行なった「平成30年度学校保健統計調査」によると、「裸眼視力1.0未満の者」の割合は幼稚園で26・68％、小学校で34・10％、中学校で56・04％、高等学校で67・23％となっている。幼稚園、小学校、高等学校では２０１７（平成29）年度よりも増加。中でも強度近視になりやすい軸性近視の子どもも増えている。さらに、近視の人が増加している傾向は、子どもに限らず、大人にもある。

そして、世界では近視の人口が増えつづけており、近視が大きな問題になっている。

２０１６年にオーストラリアの Brien Holden Vision Institute 及び University of New South Wales で行なわれた近視人口の推移に関する研究結果によると、２０００年時点の世界の近視人口は14億6００万人、強度近視人口は1億6３００万人であった。

そして同調査の予測では２０５０年までに近視人口は47億5８００万人、強度近視人口は9億３８００万人にまで増加すると考えられている。さらに、10人に1人が失明のリスクを抱えるとまで予測されている。

Children's University Hospital（Ireland）の調査では、強度の近視の人は近視でない人に比べて、緑内障に3・3倍、網膜剥離*に21・5倍、黄斑部が変性してしまう近視性黄斑症に40・6倍罹りやすくなり、さらに失明の危険性も高いと言う。

なぜ、ここまで近視が増加しているのか？　その理由が最近、少しずつ明らかになってきている。オーストラリア国立大学のイアン・モルガン教授らは、２０１２年にイギリスの医学誌『Lancet』に、日本を含む東アジアや東南アジアの子どもに近視が多いのは、勉強やコンピューターゲームのし過ぎや遺伝的なものではなく、日光を浴びる時間が短いためと結論づけた論文を発表した。日光を浴びると脳内化学物質のドーパミンが放出されるが、このドーパミンによって眼軸長の伸びが抑えられるという。ただし、この調査研究対象は子どもである。大人では、長時間、紫外線に当たる状況を作りづらいということもあり、大人の近視の進行抑制には効果がどれだけあるのか、はっきりと

＊**網膜剥離**
眼球の内側にある網膜が剥がれて、視力が低下する病気

はわかっていない。

いずれにしろ、軸性近視が進行することによって様々な合併症になる可能性がある。最悪なケースでは、網膜裂孔や網膜剝離などになるケースもある。自分の眼軸長が前回の健診時よりもどのくらい伸びているのか、もしくは伸びていないのかといったことを経年での変化で見ていくことが重要だ。

目の負のマイルストーンを踏み続けないために「アイフレイル」を重視する

多くの人は、自分の体の状態を健康かそれとも健康でないかの二者択一で捉えているケースが少なくない。しかしながら、健康な状態と不健康な状態との間には、大きな隔たりがあるものだ。

冒頭で紹介したように、徐々に体の機能が衰えて、次第に体の機能が停止していくという、まさに体が朽ちていくような状態が健康と健康でない状態間に横たわっている。自分の体の状態を正しく把握しないで、食生活をはじめとした歪んだ生活習慣を変えずに、朽ちをそのまま放置すれば、待っているのは死である。

しかし、定期的な健診によって体の状態を把握し、食生活や日常生活を変えることで健常な状態を取り戻すことができる。だからこそ、健康から病気に至るような移行状態を自分でも自覚できるようにする必要がある。それこそが、人生１００年時代を生きるために必要なことだからだ。

自分の体の移行状態を把握する一つの概念として「フレイル」という考え方がある。フレイルとは、老年医学分野の学術用語で虚弱や老衰、衰弱、脆弱《ぜいじゃく》を意味するフレイルティ（frailty）の日本語訳として、２０１４（平成26）年に日本老年医学会が提唱している言葉である。

一般的に虚弱、老衰などというと、「加齢に伴って不可逆的に老い衰えた状態」という印象を抱くだろう。しかし、「フレイル」に至る前の「プレフレイル」には、定期健診で体の状態を知り、適切な対応をすれば健康な状態に戻れるという可逆性の意味もあるのだ。

自分のプレフレイルの状態やその兆候を知っておくことで、体が健康でなくなる状態を予測し、自分自身でもそれに対処できるようになるのである。

特にプレフレイルの考え方が必要なのが目である。視覚は外界からの情報を得るための主要な手段であり、視覚に問題があると日常生活や社会生活が大きく制限されることになる。

だからこそ、自覚症状が出てから対処するのではなく、それ以前から対策をとっておく必要がある。プレフレイルの状態や兆候を知ることが大事なのだが、その啓蒙は非常に難しい。なぜならば、目が見えるということが私たちにとって、あまりに当たり前過ぎるので、目が見えなくなることの不都合や負担について、一般的には理解されないことが多い。

例えば、厚生労働白書には、「健康の増進に関する基本的な方向」の重点項目として、がん、循環器疾患、糖尿病、COPD（慢性閉塞性肺疾患）の四つの生活習慣病とメンタルヘルスが挙げられており、さらにオーラルケアとロコモティブシンドローム（運動器症候群）が取り上げられているが、視覚に関する記載がない。

日本眼科学会の調査によると、眼科的な問題を抱えているという人は、40歳以上で2・2％、75歳以上では4・3％に上っている。自分たちの目のフレイル状態が悪化しているのにもかかわらず放置されている状況を打開しようと、日本眼科学会などで作る日本眼科啓発会議は、アイフレイルを取り上げている。

今後は、自らのアイフレイルが悪化しないように、定期健診をして把握し、状況に合わせて正しい治療をすることや、食事や運動などの生活習慣を変えたりすることが必要である。それ以上、目の症状を悪化させないための大きなポイントになる。

フレイルの高齢者の6割は、眼科的な問題を抱えている

もう一つ、自分のアイフレイルの状態を定期的に診断し、把握することが必要であるということを象徴するデータがある。

訪問看護で在宅医療を受けているフレイル段階にある高齢者は、その6割が眼科的な問題を抱えているというオランダのデータがある（Reducing avoidable visual impairment in elderly home healthcare patients by basic ophthalmologic screening）。このデータは、特別な訓練を受けた訪問看護師がVISION 2020 Netherlandsのスクリーナーを活用して、平均年齢80歳の151人の在宅患者の目をスクリーニング検査することによって導き出された。

このデータからは次のようなことがわかった。

・遠見視力*が0・3以下の患者の割合は、片眼で20・5％、両眼で19・9％であった。

・近見視力*が0・4以下の患者の割合は、それぞれ17・7％、33・3％であった。
・黄斑の機能障害は片眼で21・5％、両眼で8・3％発生しており、周辺視野の問題を抱えている人は、それぞれ片眼で11・4％、両眼で7・9％であった。
・診療所医師の眼科の受診を提案された患者は21・5％で、診療所医師または眼科医に目の問題がすでに認識されていた割合は40％もあった。
・健康問題は顕著に認められたが（骨折8・6％、うつ22％、不安症18％）、視力低下と患者自身の自己申告の健康状態との間に有意な関連はなかった。

これらのデータを整理・検討した結果、在宅医療を受けているフレイルにある高齢者は6割が眼科的な問題を抱えているということがわかった。フレイルが悪化すれば、アイフレイルも同時に悪化する。そして、自覚症状はないが、目の病気は悪い方向に静かに進行していくということも言えるだろう。

前述したように視覚の機能が衰えれば、日常生活に大きな支障を来し、フレイルの状態はさらに悪化することになる。定期的に健診を受けて、早期にアイフレイルの状態を発見し、正しい治療を受けて、生活習慣の改善を行なうことで、視覚を健常な状態に維持することができる。それは、自分のプレフレイルの状態を改善することにも大いに繋がっていくのである。

＊遠見視力　＊近見視力
遠距離（通常は5ｍ）における視力を遠見視力、近距離（通常は30㎝）における視力を近見視力という。学校や職場などでの健康診断で測定するのは、ほとんどが遠見視力であり、そのため近見視力不良には気付きにくい。老眼は近見視力の衰えから起こるものだが、近年子どもの近見視力にも問題が隠れていることが指摘されている。

最初のボヤは顔から起こる

さて、ここで最初の質問に戻ってみよう。

「一体なぜ、同じ年齢なのに、そんなに顔の老け方が違うのだろうか？」
「何が一方を老けさせて、何が一方を若々しくさせているのか？」

ここまで読んでいただいた読者の方は、すでにもうおわかりだろう。免疫細胞が過剰に働き、炎症状態を招いているのが老化の原因の一つであると。
同じ年齢なのにある人が老けていると見られるのは、体の内部で慢性炎症が進んでいる証拠と言ってもいいかもしれない。

私たちが、本当に注意しなければならないのは、静かに内部で進んでいく慢性炎症である。体の機能が低下していることに気付かないというのが、慢性炎症の本当の恐ろしさと言ってもいいだろう。その様はまさに、体が朽ちていく状態そのものである。

朽ちることを放置させないためには自分で炎症を体感する必要があるだろう。実は、自分の体の中で、慢性的な炎症を見て感じられる場所がある。それが口なのだ。

歯を磨いていて、歯茎から血が出た経験を持っている人は、少なくないはずである。実はそれが、慢性炎症なのである。血になって流れている液体の中には細菌と戦った免疫細胞の死骸がたくさん含まれている。

そして、それらの免疫細胞が放出したサイトカインは、血管を通じて全身にばら撒かれる。そうして、体全体が炎症状態になっていくのだが、そのことを第2章で詳しく紹介していこう。

column

夜型は肥満になりやすい

肥満が進んでいく要因は、食事をする時間帯と体内時計の乱れにあり

慢性的な炎症を引き起こす肥満の原因の一つは、脂肪細胞が出すレプチンの作用低下だと本文ではお伝えした。しかし、生活のリズムの乱れも肥満の原因になることがわかってきた。

かつては、睡眠時間を確保できていれば、寝ている時間帯がどこであろうと、体の調子が整うとされていた。

ところが、時間生物学という考え方が出てきて、こうした考え方は大きく変わりつつある。例えば、就寝する時間帯がずれることによって、熟睡ができなくなる、または脂肪の代謝が上手に行なえずに、エネルギーをため込んでしまうことがわかってきた。体内時計遺伝子が作るBMAL1（Brain and Muscle Arnt-like protein 1：ビーマルワン）の実験によると、この物質がもっとも増える時間帯は夜中の2時。そこから徐々に下

がっていって、朝10時には2割ほど残っているが14時にはほとんど残っていない。そして14時から徐々に上がり、22時は4割ほどにまで上昇し、真夜中の2時にかけて急激に上昇していく。

この物質は体内に中性脂肪を蓄積せよというメッセージを伝える役割がある。

このため、夕食の時間が遅くなればなるほど、脂肪細胞がエネルギーをため込もうとし、太ってしまうことになる。

22時以降に夕食を食べて夜遅く起きている人と、20時ぐらいまでに夕食を済ませ0時までには寝ている人とでは同じものを食べていても太りやすさが違うのだ。

体内時計が乱れると肥満になりやすい

睡眠の質が悪いと生活習慣病のリスクが高まるだけでなく、すでに生活習慣病に罹っている場合には、その症状が悪化するということが厚生労働省の調査でわかっている。

睡眠の質が悪くなるのには、主に二つ要因が関与しているといわれている。一つは、睡眠習慣。長時間労働で睡眠不足だったり、シフトワークや夜型生活が睡眠の質を悪くするケース。もう一つは、睡眠障害。睡眠時無呼吸症候群だったり、睡眠や覚醒リズムに障害が起きているケースである。

それぞれ説明していこう。

まず睡眠習慣が問題になっているケースについて。厚生労働省が調査した2006(平成18)年「就労者の睡眠時間の国際比較」では、日本人の女性の睡眠時間は、7時間33分、男性は7時間52分という結果が出ている。フランスやイギリス、ドイツといった国では、いずれも睡眠時間は8時間を超えている。日本人の女性は、家事や育児の負担が大きいため、男性よりも睡眠時間が短く、平日や週末を問わず慢性的な睡眠不足に陥っている。寝不足は前述したように体内のホルモン分泌や自律神経系に大きな影響を及ぼすことがわかっている。例えば健康な人でもたった2日間、1日4時間睡眠という寝不足状態を続けただけで、ホルモンのバランスが崩れ、自律神経系に悪影響が出ることが同じく厚生労働省の調査でわかっている。特に慢性的な寝不足状態にある人は糖尿病や心筋梗塞、狭心症などの冠動脈疾患などの生活習慣病に罹りやすい。また、シフトワークの人や夜型の生活を続けている人など体内時計と生活時間との間にズレがある人は、前述したように肥満になりやすい傾向がある。

もう一つの睡眠障害では、生活習慣病患者に睡眠時無呼吸症候群や不眠症の人が多いことがわかっている。睡眠時無呼吸症候群に罹患している場合、睡眠時の呼吸停止によって「低酸素血症と交感神経の緊張（血管収縮）」、「酸化ストレスや炎症」、「代謝異常（レプチン抵抗性・インスリン抵抗性）」などの生活習慣病の準備状態が整ってしまう。その結果、睡眠時無呼吸症候群に罹患してから5年後から10年後には高血圧をはじめ、心不全、虚血性心疾患・脳血管障害などに罹患しやすくなる。

一方、慢性不眠症になれば、「交感神経の緊張」、「糖質コルチコイド（血糖を上昇させる）の過剰分泌」、「睡眠時間の短縮」、「うつ状態による活動性の低下」など多くの生活習慣病リスクを抱えることにもなる。入眠困難や中途覚醒、早朝覚醒など不眠症状のある人は、良眠している人に比較して糖尿病になるリスクが1・5〜2倍になることも知られている。

自分の睡眠をチェックして良質の睡眠を手に入れたい。

第2章

口から始まる炎の連鎖

それは口の中のボヤから始まった

体のボヤは口から起こる、その理由

くすぶるような炎症が体中に起こる。そして、その炎によって、血管や細胞といった体を支えている組織が徐々に破壊されていく。

では、どのようにして、全身にくすぶるような炎が広がっていくのだろうか。

それをこの章では説明しよう。

あなたは子どもの頃、両親から正しくブラッシングしなければならないと言われたはずだ。なぜ正しくブラッシングするのか？　理由は細菌の種類に関係なく、歯に汚れが付いているだけで、炎症が起きてしまうからだ。毎日どんなケアをしているかで口の中の状態には差がついてくる。そして高齢になるほど歯周病が悪化するのだ。

歯周病には、歯肉炎と歯周炎の二つの病態がある。

歯肉炎は、歯の表面に付着した細菌が原因となり、歯茎に炎症が起こる状態である。歯と歯の間の歯茎の先端が丸く膨らんでいたり、赤く腫れていたら、歯肉炎の可能性が高い。軽く歯を磨いただけで歯茎から出血することもある。歯肉炎の段階なら、ブラッシングでプラーク（歯垢《しこう》）を取り除けば、改善することも多い。というのは、プラークは炎症を引き起こす、細菌の温床になっているからだ。

歯周炎は歯肉炎が進行したものだ。歯周炎は、歯槽骨[*32]の破壊と吸収により、軽度、中等度、重度に分類される。炎症がひどくなれば歯茎は赤紫色に変色し、膿が出ることもある。膿は免疫細胞の死骸だ。

どんな大きな火事も、最初はボヤだ。誰も気付かない場所で小さな火が発生し、静かに広がり、だんだんと大きな炎へと変わっていく。手遅れになれば、消火が困難な火災になってしまうことも珍しくない。大火事になるかどうかは、誰かが早めに発見して消火できるかどうかで決まる。

これは体の炎症についても同様だ。体の免疫機能により早期に適切な対応ができれば、体の火事もボヤの段階で食い止めることができて、全身への影響は少なくて済む。逆に遅

＊32 **歯槽骨**
歯を支える骨のこと。

れれば、炎症はじわじわと広がり、炎は全身を包み込む。そして体は朽ちていくことになってしまうのだ。

では、ボヤを早く見つけるためには、どうすべきか？　それはボヤが起きやすい場所をあらかじめ知っておくことだ。

火事を防ぐために、私たちはキッチンの火の始末や暖房器具の周りに注意する。それと同じように、体のボヤが起きやすい場所を日頃から注視しておくことだ。

そして、ボヤが起きやすい場所の一つが口なのだ。

口にはなぜ腸と同じくらいの細菌が存在しているのか

人間の体の中には、多くの常在菌が存在しているところがいくつかある。腸、皮膚、そして、口だ。例えば腸内では、体に必要な働きをする善玉菌、有害な作用をする悪玉菌、状況に応じて善玉菌にも悪玉菌にもなる日和見菌の3種類が、バランスを取り合って腸内環境を作り出している。腸内で常在菌が活動している様子を電子顕微鏡で見るとお花畑のように見えることから名付けられた腸内フローラという言い方を聞いたことがある人も多いだろう。この腸内の常在菌の種類はわかっているだけで700種類以上、その数は1000兆個ともいわれている。

そして、腸と同じように非常に多くの細菌が存在しているのが、口の中だ。

なぜそんなに多くの細菌がいるのだろうか？　これらのもっとも重要な役割は、外敵からの感染防御である。口の中には、接触や様々な食物から入った細菌が多くいる。

新生児の頃は口腔《こうくう》内に細菌はほとんど存在していないが、離乳食が始まる頃には変わってくる。例えば母親が自分で噛んで柔らかくした食べ物を口に入れると、口腔内の細菌も一緒に子どもの口に入り、そこにすみ着くことになる。

そしてその後生きていく過程で、我われは毎日いろいろな細菌と接することになる。さらに環境の変化に合わせて、細菌も変化する。役割は、感染防御だ。

細胞が増えるスピードは驚くほど速い。そして細菌の集合体であるバイオフィルムを形成する。バイオフィルムができると、増殖のスピードはますます加速する。バイオフィルム内の細菌密度は、口腔内のほうが腸内よりもはるかに高い。これは大腸の粘膜より口腔内粘膜のほうが、細菌が付着しやすいという特性があるためだ。

口腔内細菌の数と種類には、個人差がある。口腔内の細菌にも腸内と同じように、善玉菌、悪玉菌、日和見菌があるが、悪玉菌の代表である歯周病菌が増えることで歯周病が悪化する。歯周病については後述することにしよう。

現在、口腔内細菌は、多くの病気の原因になっていることが広く知られるようになった。しかし、私たちは日常生活で口腔内細菌の存在を意識することはほとんどない。

口腔内細菌は、健康な状態なら問題はない。しかし、何らかの原因で暴れ始めると全身に広がり様々な病気を悪化させることになり、静かに全身をむしばんでいく。慢性炎症の始まりの一つは、口かもしれない。

細菌のバランスが取れていれば、体に悪さはしない

ここで誤解しないでほしいのは、細菌の存在自体が悪いというわけではないことだ。むしろ、常在菌は必要だ。細菌は人間が健康に生きていくために欠かせないものである。重要なのは、細菌のバランスだ。

例えば腸内細菌のバランスは、腸内環境と深い関係がある。

バランスが崩れた状態をディスバイオシス*というが、そうなると下痢や便秘などのト

＊ディスバイオシス
腸内細菌のバランスが崩れた状態。最近では炎症性腸疾患、肥満、糖尿病などの病気との関連性も指摘されている。

ラブルが起きやすくなってしまう。

皮膚の常在菌のバランスも大事だ。皮膚をみずみずしく健やかな状態に保つ常在菌のバランスが乱れると、肌荒れやアトピーなどの原因にも繋がる。そしてバリア機能が失われたところに炎症が起きる。

口腔内細菌の場合も同じだ。すべての細菌が悪い作用を引き起こすわけではない。空気中の細菌やウイルスが口から入ってきたとき、感染を防御するのも口腔内の常在菌の役割だ。

常在菌は、グループを作り、共存しながら、暮らしている。ところが、ある細菌の量が増えることで、口腔内の常在菌のバランスが崩れることがあるのだ。

虫歯と歯周病は、常在菌のバランスを崩す

常在菌のバランスが崩れた時、口腔内に病気が発生する。

口腔内の代表的な病気は、虫歯と歯周病だ。知らない人はいないだろう。しかし、なぜ虫歯や歯周病になるかを正しく理解している人は意外と少ない。

虫歯が細菌による感染症だとわかったのは、1890年のことだ。しかし、原因菌が

特定されたのはそれから100年近く後になる。そして、やっと1970年代にミュータンス連鎖球菌が虫歯の原因だと発表された。

ミュータンス連鎖球菌は、糖分を餌として増殖する細菌だ。「甘いものばかり食べていると虫歯になる」と子どもの頃、親に言われた経験がある人は多いだろう。これは理論的に正しいのだ。

ミュータンス連鎖球菌は、グルコシルトランスフェラーゼという酵素を出す。この酵素は糖分をグルカンという物質に変える働きがある。グルカンはベタベタした物質のため歯に張り付き、プラーク（歯垢）を形成しやすくするため、ますます細菌は増殖することになってしまうのだ。

また、ミュータンス連鎖球菌は糖を代謝し、酸を産生する。歯の表面のエナメル質は、酸に弱い。グルカンが付着した状態が続くと、エナメル質は分解され溶け出すことになる。これが虫歯のできるメカニズムだ。

虫歯は歯そのものを破壊するが、歯の土台である歯茎や骨などを破壊するのが歯周病だ。

歯周病は世界中でもっとも患者が多い病気だといわれている。2016（平成28）年

*ミュータンス連鎖球菌
酸素の有無に関係なく生存できる虫歯菌。変異しやすいという意味のミュータントからつけられた。半数が母親から移される。

の厚生労働省の調査によれば、日本人の成人で歯周病に罹患している人は約70%。そのうち重症の人は約10%といわれている。

口の中にある細菌のバランスが崩れて起きる歯周病はプラークが原因で起こる。ところが多くの場合、歯の磨き方が正しくないからプラークを落とせない。するとプラークが付着している、歯の周囲の組織に慢性炎症が起こり、歯周病になる。歯並びの悪さがプラークが付く原因になっている人もいる。

歯周病の原因菌とは？

口の中には様々な細菌がすんでいるが、歯周病と関連が深い菌には次のようなものがある。

①Pg菌（*Porphyromonas gingivalis*：ポルフィロモナス・ジンジバリス）

慢性歯周炎でよく見られる細菌。線毛を持っているため、口腔内の細胞に付着しやすく、歯周ポケットにすみ着いている。Tf菌やTd菌とともにレッドコンプレックス*と呼ばれている。２０１２（平成24）年の青山典生らの研究によると、Pg菌による

＊レッドコンプレックス
口の中に常在している細菌の中でも歯周病に関連が深い菌のことをいう。

菌血症で感染することで腹部大動脈瘤が悪化するなどの心血管系疾患に関わっていることが明らかになっている。

②Tf菌（*Tannerella forsythia*：タネレラ・フォーサイシア）

タンパク質を破壊する有害物質を出す。

③Td菌（*Treponema denticola*：トレポネーマ・デンティコーラ）

スピロヘータの一種で活発に動き回るという特徴がある。Pg菌と一緒に見られることが多い。

④Aa菌（*Aggregatibacter actinomycetemcomitans*：アグリゲイティバクター・アクチノミセテムコミタンス）

白血球に対して強い毒性を持つため、感染した場合は悪化しやすい。侵襲性歯周炎*の場合はAa菌感染を疑うケースが多い。Aa菌による菌血症で感染すると、心筋梗塞をさらに悪化させることが2012年の青山典生らの研究で明らかとなっている。

酸素を必要としない細菌がすみ着く場所は、口の中のどこか。

＊**侵襲性歯周炎**
若年性歯周炎や急速進行性歯周炎といわれていた。10代から30代で急速に進行してしまう歯周炎のこと。

それが歯磨き粉や歯ブラシのCMでもよく耳にする歯周ポケットと呼ばれる部分、歯と歯茎の間だ。歯周ポケットが深くなるほど歯周病菌がすみ着くスペースも増える。酸素を必要としない菌にとって、深い歯周ポケットは最高のすみかだ。ここで歯周病菌は増殖し、細菌が持つ内毒素に免疫細胞が過剰反応し、炎症状態が続き、歯周病は悪化していく。

歯周ポケットの深さは1～3㎜が健康な状態だ。4㎜以上になると歯周病が強く疑われる状態となる。前述の厚生労働省が実施した「平成28年歯科疾患実態調査」によれば、4㎜以上の歯周ポケットを持つ人の割合は、45～54歳で49・5％、55～64歳で53・7％と年齢が上がるごとに増加している。注目すべきは25～34歳の若い層でも32・4％が4㎜以上の歯周ポケットを持っていることだ。もはや歯周病は中高年の病気とは言えない状況だ。

歯周病菌は歯周組織を破壊する恐ろしい菌だが、実は歯周病菌自体の病原性は非常に弱い。大腸菌とは比べ物にはならないほどだ。病原性が弱いのに、なぜ歯を支える骨が溶けたりするのか。それは歯周病菌が持っている内毒素に対して免疫細胞が過剰に反応し、サイトカインを放出して、炎症を起こすためだ。歯周病菌が奥まで侵入することで、炎症の範囲も広がっていく。

では歯周病はどのように進行するのだろうか。

歯周病菌は、歯の周囲に付着したプラークの中に潜み、空気が届きにくい歯と歯茎の間に向かって移動し、さらに奥へと進んでいく。元々、歯茎には歯肉溝と呼ばれる1～2㎜の隙間が存在する。この隙間が炎症によって破壊され歯周病菌がさらに奥へと侵攻していくのだ。

歯周病菌が歯と歯茎の隙間に入ると、歯茎は炎症を起こして赤く腫れて出血する。これは歯周病菌を免疫細胞が攻撃している証拠で、免疫細胞からはサイトカインやタンパク分解酵素が大量に放出されている。歯肉溝は、歯茎が腫れることによって、溝が深くなる。これを歯肉ポケットというが、この歯肉ポケットが酸素を必要としない歯周病菌の砦《とりで》となるのだ。歯周病菌の砦ができることによって、口腔内の細菌のバランスが崩れることになる。このような段階を歯肉炎と呼んでいる。この段階では適切なブラッシングでプラークや歯石を取り除けば、これ以上、歯肉炎は悪い状態になることはない。

ところが、それを放置すると歯茎の炎症はさらに進行して歯を支える歯槽骨が溶け始めていくことになる。これが歯周炎である。歯茎がむずがゆかったり、炎症が進行していくことで触るとぶよぶよの状態になっている。歯と歯茎の間の溝はさらに深くなり、歯肉ポケットから、歯周ポケットと呼ばれるさらに深い溝となる。この歯周ポケットに歯周病菌がさらに集まる。それを排除しようとして免疫細胞もサイトカインやタンパク分解酵素を出し続ける。歯周ポケットの内側は炎症が進んでおり、歯茎の組織が破壊されている。血管も傷ついているので、ここから歯周病菌が血管を通って全身に回っていくことになる。ここで歯周病が全身の病気と関係する。このことは後ほど述べることにしよう。

この状態を放置すると、炎症はさらに広がることになる。歯茎は赤紫の状態になり、歯を覆っていた位置から下がって、歯の根元が徐々に露出することになる。一見すると歯が長くなっているように見える。

このとき歯茎の内側では、何が起こっているのか？　歯を支える歯槽骨が歯周病菌を避けるように、破骨細胞によって吸収されている。レントゲンで見ると歯槽骨の高さが低くなっている状態がわかるのだ。さらに進行すると歯茎はさらに下がり、歯茎からは膿や血が出て口臭はさらにひどくなり、歯がぐらつき始める。歯が不安定になるので、歯並びが悪くなったり、十分に噛めなくなったり、発音がしづらくなったりする。これが重度の歯周炎の状態である。最終的には、土台がなくなって歯が抜け落ちるという状態にまで到達してしまうのである。

小さな炎がやがて広がっていく

現代人の口は、朽ちている

前述したように口の中の常在菌は絶妙なバランスによって保たれている。しかし、何らかのきっかけで口内環境が悪化すれば、常在菌のバランスが崩れ、炎症を引き起こすきっかけになる。

では、口内環境はどのようなきっかけで悪化するのか、一つひとつ紹介していこう。

口内環境が悪化するきっかけの一つに口呼吸がある。人間は鼻から息を吸って、鼻から吐き出す鼻呼吸をしている。ところが、様々な理由で鼻が閉塞すると口で呼吸をするようになってしまう。

例えば、仕事に集中してパソコンやスマートフォンの画面を見ているうちに知らず知らずに口呼吸になっていることがある。口呼吸になって唾液が出なくなり、乾燥して常在菌のバランスを崩し、口内環境が悪化する。

一方、口呼吸になるもっとも多い原因が鼻づまりである。鼻づまりは鼻の粘膜の炎症によって引き起こされる。急性の炎症で我われがよく経験するのが、花粉症である。皮膚や粘膜を守っている肥満細胞が花粉に反応して、炎症を起こすメッセージ物質を放出する。これによって鼻の粘膜が炎症を起こし、鼻づまりが起きる。

もう一つは、慢性的な炎症が関わる副鼻腔炎。鼻の周りには八つの空洞があってそれが鼻の空洞に繋がっている。風邪などのウイルスや細菌がきっかけとなって副鼻腔の粘膜が炎症を起こすのである。

鼻炎などによって口呼吸が常態化すると、唾液がすぐに乾燥して歯周病が悪化してしまう。唾液には、歯周病菌の働きを抑える免疫物質が含まれている上に、酸を中和して口内を中性（pH7・0）に戻す働きがある。pH7・0は善玉歯にとっては最適な環境だ。だから唾液が減少すると口内のpHが酸性になって歯周病菌が増殖しやすくなってしまう。

唾液には、細菌を体に侵入させない働きがある。常に大量の唾液を流している赤ちゃんを思い出してほしい。唾液の働きがあるから抵抗力の弱い乳児でも細菌の危険にさらされることがないのだ。

またストレスを受け続けていると、無意識のうちに歯を食いしばったり、睡眠中に歯ぎしりをしたりすることも増えてくる。食いしばりや歯ぎしりは歯や歯茎に負担をかけるため、口腔内環境の悪化にも繋がる。

現代人の食生活も、口腔内に悪い影響を与えている。歯応えのいいものや嚙み応えのある繊維質を含んだものを食べる機会が減少してはいないだろうか。よく嚙む食事には、食物の流れによる自浄作用があり、口腔内をきれいにする効果がある。逆に柔らかいものやベタベタしているものばかり食べていると、口腔内細菌のバランスは乱れ、歯や歯茎も弱りやすい。歯周病で歯を失った人は、柔らかいものが食事の中心になるので、ますます口腔内環境が悪化するという悪循環に陥ってしまうというわけだ。

学校の歯科健診でも以前は虫歯だけだったが、今では歯茎の状態も確認するようになってきている。しかし大学生や社会人になると、口腔内の健診を受ける機会は少なくなってしまう。健診があったとしても「歯茎から血が出ることはありませんか」、「嚙みにくいことはありませんか」などのアンケートがある程度だ。虫歯のように痛みがなければ、自ら進んで歯科を受診することもないだろう。歯周病は痛みなどの自覚症状を伴わず進行していく。口腔内の状態を確認する機会がないまま20代、30代を過ごし、40代になって歯周病の症状が出て初めて気付く。そんなケースが多いのは、とても残念だ。歯磨きのブラッシングによって一旦、炎症が治まっても、歯茎に汚れが付けばまた炎症が起きるという繰り返しとなる。

歯と歯茎の境目をしっかり磨けば、汚れが落ちて炎症も軽くなる。歯周病にも、進行する時期と進行しない寛解期*、安定期がある。とにかく毎日自分でしっかり磨くことが、歯周病対策の基本だと言えるだろう。

ただし例外的に進行の早い歯周病もある。

これは歯周病菌に過剰に反応してしまうことが原因で、「侵襲性歯周炎」と呼ばれている。日本臨床歯周病学会が行なった歯周病実態調査では、30代から40代の若い世代で重度の歯周病患者が約15%を占めているということがわかっている。約15%の人たちは、10代や20代ぐらいの時に発症して5年から10年で急速に進行し、すでに40代ではすべての歯を失っているというケースもある。歯周病が早く進む原因は、細菌に対して免疫細胞が過剰に反応する人に多く、遺伝的な要素が大きいといわれている。このため、歯周病が早く進む親族を持つ人は、注意が必要である。

＊寛解期
完治とは言えないが、一時的に症状が軽くなったり、おさまったりしている時期のこと。

臭い口は雑菌が充満している台拭きと同じ

口臭に悩む人も増加している。

口臭は、口の中にすみ着いている歯周病菌によって作り出される。歯周病菌の餌となるのは、人間が食べた食べ物のカスだ。歯周病菌には、タンパク質を分解し腐敗させる働きがある。このとき、硫化水素*やメチルメルカプタン*などの物質が発生するため、それが口臭の原因となるのだ。化学物質名だと実感が湧かなくても、硫化水素は鉱泉水に含まれる腐った卵のような臭い、メチルメルカプタンは魚や野菜が腐ったような臭いといえば、心当たりがあるのではないだろうか。

では、臭いの原因は、どこで作られるのか。多くは舌苔《ぜったい》で作られるが歯周ポケット内でも作られる。歯周ポケット内にすみ着いている細菌によって作られるので、歯周ポケットが深いほど口臭も強くなるというわけだ。

歯周病が進行するほど、細菌は増殖し、臭いの原因も増える。その様子はまさに雑菌でいっぱいの台拭きのようだ。台拭きは汚くなったら捨てればいいが、口はそうはいかない。口臭が気になったら、それは口腔内に細菌が充満しているサインだ。一日も早く

＊硫化水素
硫黄と水素の無機化合物。腐った卵のような臭いがする特徴がある。

＊メチルメルカプタン
有機化合物の腐敗によって発生する。悪臭物質の一つ。硫化水素よりも強い臭いがするのが特徴。

歯周病治療を始めてほしい。

喫煙者の口腔環境はバイキンだらけ

口臭が強い人は、喫煙者に多い。それはタバコが口腔内の細菌バランスを乱しているからだ。

タバコを吸う人はめっきり減った。日本たばこ産業の調査によれば、日本人の喫煙率は男性が3割弱（27・8％）、女性は1割にも満たない（8・7％）。男性の喫煙率がもっとも高かったのは1966（昭和41）年で、8割以上だった（83・7％）。当時と比べると約3分の1に減少したわけだが、日本人の喫煙率は世界的に見ると決して低いとは言えない。WHO（世界保健機関）の調査によれば、G7、つまりフランス、アメリカ、イギリス、ドイツ、日本、イタリア、カナダの七つの先進国の中では、日本人の喫煙率がもっとも高くなっている。

日本ではタバコを吸う本人だけでなく、喫煙者の周りにいる人の受動喫煙対策も強化され、2018（平成30）年7月に成立した改正健康増進法では、多くの人が利用する施設の屋内は、原則禁煙となり、喫煙専用の室内でのみ喫煙できるように定められた

（２０２０年４月施行）。

東京オリンピック・パラリンピックの開催がある東京都では、さらに厳しい制度が実施される。「東京都受動喫煙防止条例」を制定し、飲食店の面積には関係なく、原則禁煙とした。東京都内の８割以上で喫煙ができなくなるという。

タバコは全身の健康に悪影響を与える。実際、口腔内細菌のバランスを崩して、口腔環境を悪化させ、歯周病を進行させる。これは紙タバコも電子タバコも違いがない。

タバコに含まれるニコチンには毛細血管を収縮させ、血流を悪くする働きがある。血流が悪くなると酸素と栄養が行き渡らないので、口腔内細菌と戦う白血球の数や機能が落ちる。そして、喫煙自体が口腔内環境のバランスを保つ唾液を抑制するので歯周病菌が活動しやすくなってしまうのである。

喫煙量と歯周病の罹りやすさの関係（「Do ら, J Clin Periodontol 2008」）によると、非喫煙者を１とすると、１日タバコ１箱を喫煙している状態がおよそ5年以内では、歯周病の罹りやすさは、１・17倍になる。１日タバコ１箱を約５年以上続けていると１・63倍、15年以上続けていると１・64倍にまで跳ね上がる。

しかも、タバコに関しては男性のほうが、歯周病が悪化しやすいという傾向がある。国立がん研究センターが1164人を対象に行なった疫学調査（国立がん研究センターによる「多目的コホート研究」https://epi.ncc.go.jp/jphc/）で、男性は自らタバコを吸う喫煙者はもとより、受動喫煙者でも歯周病のリスクが高まることが報告されている。男性の喫煙者は歯周病リスクが3・3倍、男性の受動喫煙者は約3・6倍になっているのである。

全身の健康はもちろん、口腔内細菌のバランスを保つためにも、1日も早く禁煙をスタートしてほしい。

タバコに含まれる有害物質で、肺が炎症を起こすCOPD

口から全身に炎症が広がっていく例は、歯周病だけではない。人は体に炎症を起こす原因を口から吸い込んでいることがある。典型的な例がタバコだ。

COPDという病名を耳にしたことがあるだろうか。「Chronic Obstructive Pulmonary Disease」の略で、慢性閉塞性肺疾患ともいう。COPDは有害物質が原因で肺が炎症を起こし、呼吸がしにくくなる病気だ。大気汚染などでもCOPDを引き起こすことがあるが、もっとも大きな原因はタバコだ。

喫煙歴が長くなるほど、ＣＯＰＤを発症するリスクは高い。長期にわたって有害物質の刺激を受けることで、まず細い気管支に炎症が起こる。症状は、風邪をひいたわけでもないのに、咳《せき》が出て痰《たん》が増えることだ。炎症によって気管支の内側は狭くなるため、空気の通りが悪くなってしまう。

有害物質による炎症は、気管支だけにはとどまらない。気管支の先は小さな嚢《ふくろ》がブドウの房のように集まっている肺胞に繋がっている。肺胞は二酸化炭素と酸素の交換を行なっている器官だ。

有害物質の悪影響が肺胞まで及ぶと、肺胞の壁が破壊されてしまう。その様子はまるで古くなったゴム風船のようだ。肺胞に障害が起きて、呼吸がスムーズにできなくなった状態を肺気腫と呼ぶ。肺気腫は悪化すると肺自体が膨らんで、周りの臓器を圧迫することになる。

特に影響を受けやすいのが、左右の肺の中央に位置する心臓だ。肺気腫が命に関わる心疾患を引き起こすことも少なくない。

タバコの煙が口から肺へと入っていくことで始まる炎症の連鎖。機能を失った肺胞は、もう元には戻らない。タバコを１本吸うたび、炎症が広がっていることを覚えておくべきなのだ。

体を繋ぐネットワークがもたらす脅威

ブラッシング不足、加齢、ストレス、喫煙……これらが複合して歯周病になったとしても、口の中のことだからと、軽く考えていないだろうか。

それは大きな間違いだ。

歯周病の本当の怖さは、口腔内だけに悪影響があることではない。それは全身にも影響を及ぼすのだ。

歯周病菌が血管に入り全身に運ばれる

細菌が血液に入り込むと、それは病気の原因となる。

本来、細菌は組織の表面に付着するものなので、血液の中に入り込むことはない。しかし何らかの原因で血液の中に入り込んだ状態を、菌血症という。

口腔内では、歯周病が原因で歯茎に炎症が起き、傷口ができる。そこから歯周病菌が血液中に侵入する。

重症の歯周病患者では、ブラッシングするだけでも軽度の菌血症を引き起こす。

血液中に侵入した歯周病菌は体中に張り巡らされた血管によって、体内にばら撒かれることになる。

このときに歯周病菌の持つ、内毒素によってこれまで紹介しているように免疫細胞が過剰に反応し、体中に炎症が起きてしまうのである。

そして、血液中に侵入した歯周病菌に反応した免疫細胞によって、アテローム（粥化）が形成され動脈硬化を進め、心血管系疾患を引き起こすことになる。

また、歯周病菌が心血管系の臓器の細胞に直接感染することで心血管系疾患がさらに悪化することもわかってきた（Periodontal disease and cardiovascular disease. J Feriodontol 1996;67:1123-1137. Beck,J.,Garcia,R.,Heiss,G,Vokonas,P.S.,& Offenbacher,S.）。

口腔内の細菌が全身の疾患に関連するのは、他にも理由がある。ディスバイオーシス（腸内フローラの異常）を誘発することだ。

ディスバイオーシスが肥満、糖尿病、心血管疾患の大きな原因になっているといわれている。

歯周病が他の慢性炎症を悪化させる

口の中で炎症を引き起こす歯周病の原因菌は、全身に広がっていくことで、体の別のところにある他の慢性炎症と相互に影響し合って、症状をさらに悪化させていく。

例えば、偏った生活習慣の積み重ねによって引き起こされる糖尿病は、全身の慢性炎症とも言える病気である。実は歯周病に罹患していると糖尿病も悪化して、相互に炎症状態を悪化させていくということが数々の研究から明らかになっているのである（図表5）。

歯周病菌に反応して免疫細胞が産生するサイトカインは、炎症を促進するだけではなく、インスリン抵抗性を上げる作用がある。つまり、歯周病菌が増加し続けると、インスリン抵抗性はさらに上がって血糖コントロールが上手にできなくなる。高血糖状態が維持されることによって、糖尿病もさらに悪化するということになるのだ。

【図表5】歯周病と糖尿病の相関性を表す疫学的研究

1990年	**Gencoらのグループによる ピマ・インディアンを対象とした疫学研究** 2型糖尿病患者の歯周病発症率は60％、非糖尿病患者では36％であり、糖尿病患者では非糖尿病患者と比べて、2.6倍歯周病を発症しやすい。これにより、歯周病は糖尿病の合併症として認識される。 Shlossman M et al., J Am Dent Assoc.1990; 121(4):532-6 Nelson RG et al., Diabetes Care. 1990; 13(8):836-40
1995年	**米国国民栄養調査を基にした疫学研究** 1991～1994年の45歳から90歳までの健診受診者を対象にした調査。HbA1cが9％以上の2型糖尿病患者は、非糖尿病患者に比べ2.9倍重症化しやすい。 Emrich LJ et al., J Periodontol.1991; 62(2):123-31.
2006年	**Khaderらメタ解析に基づいたシステマティックレビュー** 糖尿病患者は、非糖尿病者と比べて、口腔清掃状態を示すプラーク指数、歯肉の炎症状態などが有意に上昇している。 Khader YS et al., J Diabetes Complications.2006;20(1):59-68
2012年	**森田らによるコホート研究** 1997～2002年の間に行なわれた企業健診受診者を対象とした研究。HbA1c値が高いと歯周病が悪化するリスクが高くなることが明らかになった。 Morita I et al., J Dent Res.2012; 91:161-6

手や指の慢性炎症である関節リウマチも歯周病とお互いに症状を影響させて、悪化させる病気の一つである。歯周病が悪化すると歯周病菌が全身に広がっていくが、歯周病菌の中に関節のタンパク質に影響を与え、自分の体を攻撃しようとする抗体を作り出す作用を促すものがある。さらに、サイトカインも関節リウマチを悪化させる働きがある。

一方、関節リウマチに罹患すると手や指の機能障害が起こりやすくなる。これによって、ブラッシングがうまく行なえずに、歯周病が悪化することがわかっている。

歯周病という口の中の慢性炎症が、体の中の慢性炎症にお互い影響を与えて、症状を悪化させ、体を静かにむしばんでいく。前述の調査で25〜34歳の若い世代でも歯周病が強く疑われる人たちは、約3割以上と年々増加しているが、たかが歯周病と侮ってはいけない。歯周病という小さなボヤが体の他の炎症を進行させている可能性は高い。

例えば、ブラッシングした後に歯茎から常に血が出るような状態が続いていると、健診でＨｂＡ１ｃの数値や中性脂肪の数値が少しずつ上がってきているなんてこともある。歯周病を単に口の中の炎症だと捉えるのではなく、口腔内で起きている問題は、体全体で起きている問題に繋がっていることと自覚することが、とても重要なことなのだ。

歯周病菌が体内ネットワークをつかさどる腎臓の働きを低下させて死に至る病へ

歯周病菌による菌血症が腎臓に与える影響も深刻だ。

人間の体は、心臓から送り出された血液が全身を循環し、各臓器や器官の細胞に酸素や栄養素を送り届けることで生命を維持している。このとき細胞は、使い終わった栄養素や新陳代謝によって作られた老廃物を血液中に排出。老廃物を含んだ血液は、腎臓にどんどん送られ、腎臓でろ過される。つまり腎臓は体内の浄水場のようなものだ。腎臓が正常に働かなければ、体中の血液が老廃物だらけになってしまう。

腎臓には心臓から送り出される血液の約4分の1が流れ込んで、糸球体を通って、尿のもとが1日約180リットルも作られる。体に必要な物質は改めて血液に戻され、不要な物質は尿として体外に排出される。

腫れた歯茎から血管内に侵入した歯周病菌は、腎臓にも到達する。腎臓は毛細血管の塊のような臓器だ。歯周病菌の内毒素は、腎臓の毛細血管にもダメージを与え続けるため、次第に腎機能は衰えていくことになる。

糖尿病に罹患していれば、腎臓の負担はさらに増してしまう。血糖のコントロールがうまくいかなければ、腎臓の毛細血管にダメージが及び、腎機能の低下が起こりやすくなる。
腎臓の異常が3カ月以上続いた場合、慢性腎臓病と診断される。日本腎臓学会は、およそ1330万人が慢性腎臓病患者だと推計。これはなんと日本人成人の13%近くだ。慢性腎臓病を潜在的に発症しやすいハイリスク群はもっと多く、新たな国民病ともいわれている。

慢性腎臓病は腎機能がどのくらい残っているかによって五つのステージに分類される。ステージ1、2ではほとんど自覚症状もないが、ステージ3では心血管系疾患発症のリスクが高くなり、ステージ4では腎臓は高度に機能を失っている。生命維持のためには、人工透析などを行なわなければならない慢性腎不全の状況がステージ5だ。

歯茎のわずかな腫れが、将来あなたの命を奪う病気に繫がるかもしれない。すべては顔から始まっているのだ。

歯周病を患うとすい臓がんの発症リスクが最大で2・2倍に

すい臓は、糖をエネルギーに変えるインスリンやグルカゴンなどのホルモンを分泌する内分泌機能を持っている大切な臓器である。ところが、このすい臓そのものの機能を停止させる、すい臓がんの発症リスクが、歯周病を患うと最大で2・2倍になることが海外の論文で発表されている（Fan X et al. Gut 2018, 67: 120-127）。

Pg菌（ポルフィロモナス・ジンジバリス）を体に保菌していると、すい臓がんの発症リスクは保菌していない人と比べて1・6倍に。Aa菌（アグリゲイティバクター・アクチノミセテムコミタンス）を保菌している人は、保菌していない人とすい臓がんの発症リスクを2・2倍にするとされている。

これまで、歯周病と糖尿病の関連性について紹介してきたが、実は糖尿病に罹っていると、すい臓がんに罹りやすいことがわかっている。日本膵臓学会によると、糖尿病患者がすい臓がんを発症するリスクは、糖尿病でない人に比べ約2倍高いということが明らかになっている。

糖尿病を発症している人は、同時に歯周病も重症化している人が多い。糖尿病と歯周病が相互に関わることで、インスリンを作り出す臓器そのものを機能停止にしてしまうのだ。

歯周病が悪化すると早産・低体重児出産に!?

歯周病で慢性炎症が起きているとき、プロスタグランジン[*]という生理活性物質が産生される。妊娠中の女性の場合、この物質が血液中に入って子宮に到達すると、もう出産

＊プロスタグランジン
血管を拡張したり、子宮を収縮させたりするメッセージを送る生理活性物質。歯周病菌に反応する形で免疫細胞が放出する。

の時期だと子宮は勘違いしてしまう。それによって陣痛が早くなり、結果的に早産・低体重児出産が増えるのではないかといわれている。

また、胎盤などの出産に関わる器官が歯周病原菌に感染することも、早産・低体重児出産に関わるのではないかといわれている。

妊娠中は、女性ホルモンが変化する影響で、口内細菌のバランスが乱れ、歯周病を発症しやすい。口腔内の状態には、より気を配るべき時期と言えるだろう。

手足切断もあるバージャー病にも歯周病菌が関係

歯周病菌が関係しているといわれる難病もある。閉塞性血栓血管炎とも呼ばれる、バージャー病だ。バージャー病は手足の血管で炎症が起き、それが原因となって動脈が閉塞し、神経に影響が出る。進行すると手足を切断することがある病気だ。患者は20～40代の男性に多く、喫煙との関係は示唆されていたが、原因不明の難病とされていた。

その後の研究で患者の閉塞した血管のほとんどから歯周病菌が検出され、東京医科歯科大学の研究グループがバージャー病患者14人を調べると、全員が中等度から重度の歯周病と診断された。そこで２００５年に歯周病とバージャー病の関係が発表された

(Oral bacteria in the occluded arteries of patients with Buerger disease)。

バージャー病発症の男女比は9・7対1と、圧倒的に男性が多い。口腔ケアの習慣がある先進国では減少しているが、日本にも約1万人の患者がいるといわれている。

血栓を作り、血管を閉塞させ、手足を壊死《えし》させる歯周病菌。バージャー病は、歯周病の恐ろしさを象徴する病気の一つと言えるだろう。

毛細血管が多い腎臓や目がボロボロに。体が朽ち始める

前述したように、糖尿病と歯周病は併発しやすい。糖尿病は歯周病を悪化させ、歯周病は糖尿病を進行させる。そんな場合もっともダメージを受けるのは毛細血管だ。

まずは腎臓の毛細血管について考えてみよう。腎臓の重要な働きの一つで、血液中の老廃物や塩分をろ過して、尿として体の外に排出する働きをしているのが、細い毛細血管が毛糸の球のように丸まってできている糸球体である。細かい血管が集まってできている糸球体は、血管が切れたり詰まったりすることで、障害が起きやすく、一度、血管が傷つくと再生しにくいのも特徴だ。そして糸球体に不具合が起きると、腎機能の低下が進行することになる。

次に目の毛細血管についても考えてみよう。糖尿病網膜症は糖尿病によって網膜の血管が障害される病である。糖尿病網膜症になると初期の段階では自覚症状はほとんどない。しかし、その裏で着実に症状は進行している。例えば血糖値が高くなると網膜にある毛細血管がもろくなってくる。まずは、網膜に小さな出血斑や血液の流れの悪い領域が現れる。そして網膜に酸素を供給しようと、網膜から水晶体に向けて新しい血管が伸びてくる。このときに網膜の血管の状態を見ると、小さな新しい血管が次々と生まれていることがわかる。さらに症状が進むと網膜が眼底から剝がれてしまう網膜剝離の状態になる。光や色を感じる網膜が剝がれると失明してしまうのである。

網膜剝離で視機能を落とす犯人は、網膜にあるミュラーグリア細胞である。この細胞は網膜内に栄養を供給するとともに、老廃物の排除をするという役割がある。この役割を果たすためにミュラーグリア細胞には、「TRPV4」という温度センサーが備わっている。ところが、網膜剝離が起きると「TRPV4」センサーが異常を感知して、活性化し、炎症を促すメッセージを持ったサイトカインを放出する。すると、免疫細胞が活性化して、次々と視細胞を死滅させていく。急激に視力が低下して次第に目が見えなくなってくる。

「平成9年～平成12年医療技術評価総合研究事業、８０２０推進財団公募研究」の研究によると、歯周病になっていると網膜症や腎症、神経障害などの糖尿病合併症になる確率が高くなってくることが明らかにされている。

歯周病と糖尿病が相互に作用すると、糖尿病合併症がさらに進行していくことになって、老化を一気に進め、体が朽ち始めることになる。

歯に付いた歯垢が大火事のもと

本章で私たちは、口の中の小さな炎がボヤとなって、次第に体全体に飛び火していく状況を紹介してきた。ボヤを防ぐためにはボヤが起きやすい場所をあらかじめ知っておき、そして、注意しておくことが大事だった。ボヤの一つは口の中から発生する。

では、どのようにそのボヤに注意すべきなのだろうか。まず忘れてはならないことが、歯周病を引き起こす歯周病菌は、歯に付いたプラーク（歯垢）中に潜んでいるということである。

まず考えなければいけないのは、自分の口に入れるものだ。朝食や昼食に時間がないからといって、コンビニエンスストアに入り、パンやおにぎりを食べる。夕食も面倒だからとファストフードやラーメン、うどんなどで済ます。そうした食生活を続けていれば、歯にプラークが付きやすくなり、歯周病菌が増殖しやすくなる。また、糖質中心の生活を続けていれば、糖尿病にもなりやすい。

一方で、自分の歯にプラークが付かないように日々のブラッシングを欠かさないことも重要だ。

とはいえ、ブラッシングが適切できちんとプラークが取れているかどうかわからないという人も多いだろう。歯周病の初期は自覚症状がなく、自分が歯周病に罹っているかどうかすらわからないことも多い。

では、どうやって調べるのか？

まず歯周病の初期には歯茎の色が変わってくる。唇の裏側の色と歯茎の色を比べて見てほしい。歯茎の色が唇の裏側の色と比べて見て、赤黒い感じになっていたら、歯に炎症が起こっている可能性が高い。歯茎の腫れも要注意だ。ブラッシングのときに歯と歯茎の間から、血が滲《にじ》んだり、歯ブラシが赤く染まったりするのは、歯茎で炎症が進んでいる証拠である。また、歯茎が厚ぼったくなったり、腫れているような丸みが出ている場合は、炎症がかなり進行しているかもしれない。

日常生活のちょっとした行動の積み重ねが、違いを生む。第3章では、さらに格差が広がる原因について分析していきたい。

第3章

かくして体は炎に包まれ続ける

AGEは炎症の火つけ役

現代人は、食生活により体中に「炎症」の火薬庫を抱えている

第2章では口から始まる小さなボヤが次第に全身に飛び火をしていく様を紹介してきた。この章では、その飛び火した火が、どうして体でくすぶり続けるのか？　そのことをさらに明らかにしていく。

炎症の原因となる免疫細胞のメッセージ物質サイトカインが大量に体の中に放出されるのは、これまで見てきたように大きく分けて二つのパターンがあった。

一つは、体に入ってきた異物や毒素によって免疫細胞が反応し、放出するパターン。もう一つは、サイトカインそのものに免疫細胞が反応して放出されるパターンである。

この二つのパターンが自分の体の中で続くことで、炎症が広がっていくということになる。そしてそのくすぶり続ける炎症が様々な病のもとになるのだ。

では、炎症を抑えるためには、どうすればいいのだろうか。あなたはこう考えるかもしれない。

「そもそも、炎症に繋がるような異物を取り込まなければいいのではないか?」

まったくその通りなのだが、その異物を取り込まないようにするには、かなりの努力が必要かもしれない。というのは、我われはその異物を日々、取り続けているのだ。それが、糖や脂に偏った加工食品なのである。

糖や脂に偏った加工食品は、ファストフード店をはじめ、コンビニエンスストアや飲食チェーン店など実に多くの場で提供されている。菓子パン、スナック菓子、清涼飲料水、弁当、ホットドッグはもとより、カップラーメンや加熱すればすぐに食べられるインスタント食品などはすべてそうだ。

実際、2013~2016年のアメリカ疾病対策センターによる調査では、毎日、ファストフードを食べている人は20~30歳代では44・9%、40~50歳代では37・7%であることがわかっている。

日々の食生活が糖質や脂質の多い加工食品が中心だとエネルギー代謝に問題が起きて

肥満になりやすくなる。肥満になれば炎症が起き、サイトカインが体中にばら撒かれ様々な病気に繋がる。1995〜2015年にかけてアメリカの国民の3分の2を対象にして行なわれた大規模調査では、50歳未満の男女でがんの発症率が上昇。特に上昇率が顕著だったのが、2人に1人がファストフードを毎日食べているという25〜29歳の層なのである。

アメリカではがんで死ぬ人は減少傾向にあるが、がんの発症率は食生活が加工食品中心に傾くことによって、ここ20年間で大きく増加している。

この状況を対岸の火事として眺めていられないのが日本だ。アメリカほどではないが、日本人の食生活も糖質や脂質に偏った食生活になりつつある。

農林水産省が2019（平成31）年に調査報告した「食育に関する意識調査」の中には、日々の食事の中に「冷凍食品やインスタント食品を使う頻度」という調査項目がある。20〜29歳までの世代で週に3日以上、冷凍食品やインスタント食品を摂っている人は、男性で36・1％で、女性で33・9％とのことである。

糖質や脂質に偏った食事は、年齢が上がるにつれて摂らなくなるようにも思えるが、実際にはそうではない（50〜59歳の男性31・4％、40〜49歳の女性36・1％）。

これでは、アメリカのように、加工食品まみれで体に炎症が起き、がんをはじめとする生活習慣病が激増していくのも時間の問題ではないだろうか。

糖とタンパク質が出合い、炎症が始まる

加工食品に多く含まれ、炎症を招くＡＧＥという物質がある。

ＡＧＥは食べ物から取り込まれる一方で、生活習慣の歪みなどにより自らの体の中で作られもする。また、慢性炎症だけでなく老化に深く関わる物質であることがわかってきた。

これまで老化の主な原因物質は、細胞を酸化させる活性酸素であるといわれてきた。しかし最新の研究では、酸化以上に細胞にダメージを与えるものとして、糖化が注目されている。

糖化とは、タンパク質と糖が結合することでタンパク質が変性する現象だ。糖化により生まれた物質をＡＧＥと呼ぶ。

ＡＧＥとは「Advanced Glycation End Products」の略で、終末糖化産物ともいわれる。強い毒性を持ち、全身の健康と老化に深刻な影響を与える物質だ。しかも一度糖

化しＡＧＥとなったタンパク質は、元に戻ることはほとんどない。糖化を受けた細胞の機能を低下させるだけでなく、ＡＧＥは、周りの正常な細胞も攻撃してしまう。

しかし糖とタンパク質の結合といわれても、イメージが湧かないかもしれない。身近な料理で例えてみよう。

こんがり焼けたホットケーキを思い浮かべてほしい。食欲をそそる表面のきつね色、あれが糖化だ。ホットケーキの材料は、卵や牛乳などのタンパク質と小麦粉や砂糖などの糖だ。フライパンの上でタンパク質と糖が結び付き、糖化したというわけなのだ。

この糖化反応は、フランスの化学者メイラード博士によって発見されたため、その名前にちなんでメイラード反応と呼ばれる。茶色い物質が生成されるため、褐変反応といわれることもある。

糖化は、タンパク質と糖、加熱という三つの条件がそろえばどこでも起きる。

人間の体はタンパク質から構築され、血液中には食事から摂取したエネルギー源となる糖分があり、体温は36～37℃……ホットケーキがこんがり焼けるのと同じようなメイラード反応が体内でも起きるというわけだ。

しかし、あの美味しそうなホットケーキに見られる反応が、なぜ体に悪影響を及ぼすのか。慢性炎症の原因になるのか。

本来、人間の体内では、自分の細胞に対して免疫反応が起きることはない。しかし、糖が結合したことで変性したタンパク質は、異物として認識される。そして免疫細胞によって攻撃されることになる。

また、ほとんどの細胞には、ＡＧＥの鍵穴となる受容体がある。この受容体はＲＡＧＥと呼ばれるが、ＡＧＥとＲＡＧＥが結合すると炎症反応が起き、活性酸素が大量に発生する。

さらにＡＧＥによって引き起こされた炎症は、体がＡＧＥを除去しようとする働きも阻害してしまう。人間の体には、体内にたまった異物を何らかの形で消去し、新しいものを作り出すオートファジー（自食作用）という働きがあるが、このオートファジーもＡＧＥによって破綻してしまうのだ。

ＡＧＥにより免疫反応が暴走する様子は、まるで燃え広がる炎のようだ。ＡＧＥは慢性炎症を引き起こす火種でもあり、炎に注がれる油でもある。

＊ＲＡＧＥ
「Receptor for AGE」の略。1992年に発見された。ＲＡＧＥの活性化によって糖尿病、老化、がん、アルツハイマー型認知症など慢性炎症に関連する生活習慣病のリスクが上昇することが指摘されている。

糖化は血液や酵素にも起こる

タンパク質のある所、すべてでＡＧＥができる。

そしてＡＧＥがたまった部分には炎症が起きる。詳しくは後述するが、血管にＡＧＥがたまれば動脈硬化、骨に蓄積すれば骨粗しょう症、目なら白内障を引き起こす。

またＡＧＥができるのは、細胞だけではない。体内で重要な役割を果たしている血球や酵素もタンパク質でできているため、ＡＧＥの餌食になってしまう。糖化はタンパク質の機能を劣化させる。つまり、血球や酵素の働きも衰えてしまうことになるのだ。

血球のＡＧＥ化は、一般的な血液検査でもわかる。糖尿病の指標として使われるＨｂＡ１ｃ、厳密にいうとＨｂＡ１ｃはＡＧＥになる一歩手前の物質だ。

ヘモグロビンは赤血球の中に大量に存在するタンパク質で、全身に酸素を運ぶ役割を担っている。赤血球の寿命は、約１２０日。赤血球はこの間ずっと血管内を巡っているため、血液中の糖と少しずつ結び付くことになる。

つまり、血液中の糖が多ければ多いほど、つまり、高血糖であればあるほどヘモグロビンに糖が結合し、ＨｂＡ１ｃの数値も高くなるというわけだ。

そして酵素もAGE化を受ける。

人間が生きていく上で酵素が果たしている役割は、計り知れない。例えばSOD（スーパー・オキサイド・ディスムターゼ）という酵素がある。SODには、体内で発生した過剰な活性酸素を分解して無毒化する働きがある。このSODが糖化するとどうなるか。SODの機能が低下し活性酸素を処理できなくなる。これがどんなに恐ろしいことかわかるだろうか。

正常な細胞が次々と攻撃され、老化が加速してしまう。AGEはそれ自体にも害があるが、酸化を増幅させ、細胞の機能を奪ってしまう物質だということも覚えておいてほしい。

がん細胞の増殖を手助けする

人間の体内では、毎日多くのがん細胞が発生しているといわれている。私たちがすぐにがんにならないのは、毎日発生するがん細胞を免疫細胞が排除してくれているおかげなのだ。

ところが、体にAGEが蓄積していると、AGEががん細胞の増殖を手助けするような動きをする。では、どのようにして、AGEががん細胞を手助けするのだろうか？

一つには、VEGF*（血管内皮増殖因子）という増殖因子が関わっている。VEGFは血管を作れというメッセージを内皮細胞*に伝える役割を持っている。例えば糖尿病網膜症の研究では、VEGFにより極めてもろく、出血しやすい血管ができる。

すでに紹介した通り、サイトカインはその濃度が高いほど作用が強くなる。VEGFの濃度が高い場所では、何かがVEGFの発生を促進させていると考えられている。それがAGEなのである。

昭和大学の山岸昌一教授の研究では、AGEが、二つのメカニズムでVEGFを誘導することがわかった。一つは、AGEが血の塊を作って毛細血管を詰まらせて低酸素状態を作ることで、血管細胞からVEGFを放出させること。もう一つは、AGE自身が受容体であるRAGEを介して作用し、直接VEGFを作らせるということである。

がん細胞は普通の細胞から発生した異常な細胞の塊である。がん細胞が小さいうちは、周囲の血管から酸素を取って増殖できるが、ある一定の大きさになると周囲の血管からだけでは酸素を十分に取り込むことができなくなる。がん細胞は中心から周囲に広がっていくため、中心部分のがん細胞は、常に低酸素状態になる。がん細胞は、低酸素になるとVEGFを産生させて、血管をがん細胞の中心部分にまで呼び寄せるように振

＊VEGF
「Vascular Endothelial Growth Factor」の略。新たに血管を構築させる増殖因子。糖尿病網膜症や加齢黄斑変性ではVEGFによって弱々しい血管が作られ、その血管が破れることで視力が低下する。

＊内皮細胞
血管の内側を覆っている細胞のこと。

る舞う。がん細胞に栄養が供給されれば、さらにがん細胞は増殖していく。こうして大きくなったがん細胞は、ついには他の臓器に転移していくのだ。

老化のスピードが加速する

慢性炎症と寿命には、密接な関係がある。この二つを繋ぐ因子の一つがＡＧＥであることが、示されている。

ここでは、海外で行なわれたＡＧＥと老化の研究を2例紹介しよう。

一つは、ボルチモア加齢縦断研究（Aging's Baltimore Longitudinal Study of Aging）だ。アメリカのボルチモアにある国立老化研究所では、人間の加齢による変化や老化に関わる因子の研究を行なっている。縦断というのは、身体機能や血液データを長年にわたって計測、解析し、時間の枠でずっと追っていくという意味だ。１９５８年からスタートしたボルチモア加齢縦断研究では、すべての人が同じように老化のプロセスをたどるわけではないことがわかった。約４５０~７５０人を対象に観察すると、血液検査時のＡＧＥの値が高い人ほど、貧血があり、腎臓の働きが悪く、動脈硬化が進んでいることが明らかにされた。

さらに、ボルチモア居住の高齢女性を対象にした研究によれば、ＡＧＥの値が高い人ほど、握力が低下しており、将来、心臓病で死亡しているケースが多いことも示されている。

二つめは、イタリアのキャンティ地区で行なわれた調査だ。この調査では、65歳以上の人について調査した結果、ＡＧＥがたまっている人ほど、歩くスピードが遅く、握力が弱く、貧血があり、５年後、８年後の死亡率が高くなることが報告されている。

つまり、ＡＧＥは、老化や寿命との関連で世界的にも注目されている物質なのだ。

そして一連の研究結果から、ＡＧＥ値が高齢者の寿命を予測できるマーカーとなることが明らかにされている。

36歳以上の人の死亡リスクと関連

ＡＧＥと病気との関係が近年ますます注目されるようになり、簡単に体内のＡＧＥ値を検査できる医療機器も登場してきた。「AGE Reader mu」*という機器では、皮膚に光を当てるだけで、従来は血液検査で調べる必要があったＡＧＥ値を即時に測定できる。

＊ **AGE Reader mu**
ＡＧＥ測定器のこと。コンパクトな機器本体に腕を乗せることで、約12秒で測定結果が得られる。オランダDiagnoptics社が開発。日本では輸入・販売を、２０１６年５月よりセリスタ社が行なっている。健診施設や人間ドック施設への導入が期待されている。

この機器を使ってオランダで行なわれた調査で、驚くべき結果が示されている（Skin autofluorescence predicts incident type 2 diabetes, cardiovascular disease and mortality in the general population）。ＡＧＥの影響を受けるのは、高齢者だけではないようなのだ。高齢者以外においてもＡＧＥ値が、死亡や病気のリスクの上昇と関連していたのだ。

調査対象は、糖尿病や心血管疾患がない７万２８８０人を対象にAGE Reader muによる自家蛍光値（ＡＧＥ値）を測定。最長10年間（中央値は４年間）の追跡調査で年齢は65歳以上に限定せず、若い人のＡＧＥ値も測定した。その結果、調査開始時点のＡＧＥ値が１単位上昇するごとに、４年後の死亡リスクは5倍、糖尿病や心臓病に罹るリスクは３倍に跳ね上がることがわかった。

さらに36歳以上の人たちでは、ＡＧＥ値がもっとも強い死亡の予知因子となることが明らかにされた。

ＡＧＥが健康に及ぼす影響は、年齢には関係がない。しかも、持病がない若い人たちにとっても、将来の死亡リスクを予知するマーカーになるということが実証されたわけだ。

体にＡＧＥがたまっていないか

ＡＧＥはなぜたまるのか

これまで話したようにＡＧＥは体内にあるタンパク質が血液中の糖と結合することによって生まれるが、ＡＧＥが体内にたまっていくには二つのたまり方がある。一つは、ＡＧＥが多く含まれる食品を食べることによって、体内に取り込まれ蓄積されるルート。もう一つは、高血糖状態や炎症が続くことによって、体内のタンパク質と糖が結合し、体内でＡＧＥが作られて、たまっていくというケースである。それぞれ説明していこう。

1．ＡＧＥが多く含まれる食品を食べる

健康な若い人では、食事により、外から入ってきたＡＧＥの多寡が体内での蓄積度を規定している可能性が高い。しかし、ＡＧＥを多く含んでいる食品を摂っても、すべてが体内にたまるわけではない。大半は吸収されないかあるいは消化過程で分解されるた

め、体内に残るのは食品の約7％だといわれている。

タンパク質は、体内に入ると、まずペプチド*やアミノ酸*に分解される。その後、アミノ酸が2個、または3個結合した状態で、小腸にある輸送体で運び込まれることになる。これはＰＥＰＴ1（ペプチドトランスポーター）と呼ばれる。

ＡＧＥの消化過程も、基本的にはタンパク質の場合と同じだ。ＡＧＥはタンパク質に糖が結合したものだから、消化されるとアミノ酸に糖が結合した状態になり、最後はＡＧＥペプチドの形でＰＥＰＴ1によって吸収される。

食事によるＡＧＥを体内にためないためには、ＡＧＥが多い食事を毎日摂り続けないことが大切だ。何を食べるか、どのように食べるか……食生活の具体的な工夫については、次の章で詳しく紹介しよう。

2. 体内でＡＧＥが生成される

ＡＧＥは、食事から摂取されるだけではない。人間の体内でも作られる物質だ。糖とタンパク質が結合すれば、ＡＧＥが生成される。人間の体内には、どこにでもタンパク

＊ペプチド
アミノ酸に分解される前の状態を指す。

＊アミノ酸
体をつくるもとになる栄養源。タンパク質は20種類のアミノ酸で構成されている。

質があるわけだから、血液中の糖の量が多くなればなるほどＡＧＥはできやすくなる。体内で物質が分解されるとき、結合するとき、変化するときは、酵素が必ず必要だ。胃の中でも消化酵素が働いているから、食物は分解され消化されていく。しかし、ＡＧＥの生成に酵素反応は介在しない。酵素がなくても、糖とタンパク質が触れ合いさえすれば、ＡＧＥは作られていくのだ。

食事をすれば、誰しも血液中の糖の量は増える。つまり血糖値は上がるが、健康な人なら、高い血糖値が長い時間続くことはなく、すぐに血糖値は下降する。

しかし、血糖値の高い状態が長時間続くと、糖とタンパク質が触れ合う時間が増え、ＡＧＥが生成されやすくなってしまう。その典型例が、糖尿病患者だ。糖尿病患者の血液内では常に糖がだぶついた状態なので、ＡＧＥの生成、蓄積量が多くなることになる。

体は高血糖状態を記憶する

高血糖にある程度の期間、曝露《ばくろ》されるとその後、血糖コントロールしても必ずしも合併症を予防できないことが知られている。これを「高血糖の記憶」という。

具体的な期間で説明しよう。例えば６～７年間、血糖値が高い状態が続いてしまうと、その後、10年間血糖値を良好にコントロールしても、血管障害や糖尿病の合併症を必ずしも制御できないことが報告されている。

これまでこの理由は不明であったが、昭和大学の山岸昌一教授の一連の研究によって「高血糖の記憶」を引き起こしているのがAGEであるということがわかってきた。

私たちの体を構成しているタンパク質は10万種類以上あるといわれているが、その寿命はタンパク質によって異なっている。目の水晶体のように一生入れ替わらないタンパク質もあれば、赤血球のヘモグロビンのように3〜4カ月で新しいものに入れ替わるものもある。

皮膚や骨、血管や脳、軟骨などを構成しているコラーゲンは人間の体内でも比較的寿命が長いタンパク質であるといわれている。コラーゲンの寿命はとても長く、血管や骨の細胞の足場のような役割を果たしている。その足場であるコラーゲンが糖と結合して、AGE化すると血管や骨などの臓器に障害が起きる。皮膚はハリや弾力が失われ、たるみ、シミやしわが出てくる。血管は硬くなり、骨はもろくなって、動脈硬化や骨粗しょう症の原因にもなる。脳にはアルツハイマー型認知症の原因ともなる老人斑ができてくるようになっていく。それぞれ、より具体的に説明をしよう。

血管がなぜ硬くなるのか?

人間の血管はタンパク質によってできており、動脈も静脈も血管は内、中、外の3層構造になっている。

血液と接しているのが内膜だ。内膜は内皮細胞に覆われている。この細胞は血液から必要な成分を取り込むフィルターのような役割を果たしている。その周りをコラーゲンが囲んでおり、さらにその周りを中膜となる平滑筋細胞*という収縮性がある筋肉細胞が囲んでおり、また、その周りをコラーゲンが囲んでいる。そして、それらを外膜が覆っているという3層構造である。

コラーゲンは、内皮細胞と平滑筋細胞の間に入ってクッションのような役目を果たしている。ところが、血管のコラーゲンがAGE化すると次第に硬くなり、炎症を引き起こし、内皮細胞や平滑筋細胞に免疫細胞が攻撃を仕掛けるという事態が起こる。

内皮細胞が次第に壊れてくると、血中に流れているLDLコレステロールが内皮細胞下に侵入することになる。内皮細胞がさらなるダメージを受けることによって、サイトカインが撒き散らされて、炎症反応がさらに大きくなる。LDLコレステロールを免疫細胞が食べたまま死んでしまうので、その死骸が内皮細胞にお粥のように積み重なっていく。

＊平滑筋細胞
血管の弾力性を保っている細胞のこと。

これをプラーク（粥腫）という。プラークは血管にこびりついて、プラークの薄い皮膜が破れる。すると、血管が破れたと勘違いした血小板が集まってきて、血流が滞る。これが血栓である。この血栓が心臓や脳の血管に起こると心筋梗塞や脳梗塞となるのである。

AGEは腸内環境を乱す

腸内環境が健康状態を大きく左右することは、広く知られるようになってきた。腸内細菌が作る様々な物質により、メタボリック症候群が引き起こされるという報告もされている。

そして現在、この腸内環境とAGEの関係についても、研究が進んでいるところだ。肉類に多く含まれているコリンやカルニチンという物質がある。体内に入ったコリンやカルニチンは、腸内でTMA*（トリメチルアミン）に変換され、さらに肝臓でTMAO（トリメチルアミンNオキシド）となる。

TMAOは、非常に毒性が強い物質だ。動脈硬化を進行させ、メタボリック症候群や糖尿病の原因にもなる。血管内の余分なコレステロールを回収し、動脈硬化を防ぐHD

＊TMA
トリメチルアミン。特定悪臭物質として悪臭防止法の規制対象になっている有機化合物。魚の腐ったような臭いがする。

Lの機能も低下させてしまう。

昭和大学の山岸教授らの研究ではAGEは、TMAやTMAOと相関関係があることが示されている。つまり、AGEを多く取っていると、肉類を少し食べただけでもTMAが作られ、TMAOが上昇しやすくなる。また、肉を加熱して調理する料理にはAGEが多く含まれている。つまり、肉料理中心の食生活を続けていると、AGEとTMAOが同時に体の中に蓄積されることになる。

現在、AGEと腸内細菌やTMAOの関係については、様々な研究が進行している。どうやらAGEは善玉の乳酸菌を死滅させているようだ。

骨粗しょう症の原因にもなる

骨粗しょう症というと、骨の内部が空洞化して、骨折しやすくなる高齢の女性の病気だと考える人も多い。骨の内部を頑強にするためには、骨密度が大切だと聞いた人もいるかもしれない。

しかし、実際には骨密度を形成している骨量の他に、骨組みを構成している骨質も骨強度の維持に重要であることがわかってきた。実際、骨量が保てているのに骨が折れたり、男性でも骨粗しょう症になったりすることがある。

また、糖尿病の患者には、骨粗しょう症になっている人が多い。特にインスリンを作るβ細胞が破壊されて発症する1型糖尿病の人は、糖尿病でない人と比べて7倍近く骨粗しょう症になる確率が高い。一方、2型糖尿病の人は骨密度が必ずしも低くないが、骨粗しょう症になる確率が2倍に上がっている。このことから骨密度とともに骨質を形成するコラーゲンの機能が注目されるようになっていった。

骨の構造は鉄筋コンクリートに例えるとわかりやすい。コラーゲンが鉄筋（骨組み）、カルシウムがその骨組みを覆うコンクリートのようなものだと思ってくれればいい。皮膚などと同じように骨も新陳代謝を繰り返す。破骨細胞と呼ぶ細胞が古い骨を壊し、骨芽細胞と呼ばれる細胞が新しい骨を作るのである。しかし、骨の構造の骨組みを作っているコラーゲンがAGE化すると、骨のしなやかさが失われ、もろくチョークのような骨になる。骨質が劣化するわけだ。さらにAGEは、骨芽細胞を死滅させ、破骨細胞を活性化させる。その結果、破壊された骨からはカルシウムが溶け出し、骨組みがもろくなり、骨粗しょう症が進行する。

大腿骨のコラーゲンがAGE化して、骨粗しょう症になって骨折をすれば、歩けなくなってしまい、寝たきりになってしまう場合もある。

また、日本人に多いのが椎体骨折。背骨の骨が圧迫骨折するケースだ。椎体骨折になると背中が丸くなり、逆流性食道炎になったり、心臓や大動脈も押されるため、不整脈が出たりすることもある。さらに問題なのは、破壊された骨から溶け出したカルシウムである。カルシウムは血管にできたプラーク（粥腫）の部分に結合して、動脈硬化をさらに進展させる。

紫外線以上に皮膚を老化させるもの

コラーゲンが多い場所は、骨だけではない。コラーゲンが弾力やプリプリ感を作り出している皮膚もそうだ。

皮膚は体内でコラーゲンがもっとも多い場所の一つで、水分を除いた約70％がコラーゲンだといわれている。

皮膚の構造は、よくマットレスに例えられる。皮膚の中には、マットレスのような働きをするコラーゲン線維とスプリングの役目をするエラスチン線維がある。豊富なコラーゲンを健康なエラスチンがしっかりと支えることで、皮膚の弾力が生まれるのだ。

これまでは、このコラーゲンが加齢や紫外線の影響で切れたり傷ついたりすることで、皮膚はハリを失い、しわやたるみが目立つようになるといわれてきた。

しかし最新の研究では、糖が結合してAGE化することで、コラーゲンが硬くなり、劣化することもわかってきた。ここでもAGEが関わっているのだ。

さらにAGEが皮膚に与える悪影響は、しわやたるみだけではない。紫外線を浴びたことによってできるといわれていたシミにも、AGEが悪さをすることが報告されている。

紫外線を浴びると、皮膚の表皮の基底層にあるメラノサイト（メラニン形成細胞）で、メラニンが作り出される。これは紫外線を浴びるとα-MSH*（α-メラノサイト刺激ホルモン）などの物質が放出され、メラノサイトを活性化させるためだ。新陳代謝が正常に行なわれていれば、作られたメラニンは排出されるため、シミができることはない。しかし、新陳代謝のリズムが乱れたり、紫外線を浴び過ぎた場合は、メラニンが蓄積されてシミやそばかすの原因になってしまうのだ。

では、なぜAGEがシミの原因になるのだろう。それはAGE化したコラーゲンには、α-MSHと同じようにメラノサイトを刺激して、メラニン生成を促進する作用があるからだ。

それだけではない。

＊α-MSH
α-メラノサイト刺激ホルモン。エネルギー代謝や生殖機能にも影響を与えている。

コラーゲンがＡＧＥ化すると、活性酸素が大量に発生するため、新陳代謝のリズムも遅くなる。つまり、メラニンの生成量が増えるのに、排出量は減ってしまうため、メラニンは過剰に蓄積し、シミやそばかすが増えてしまうのだ。

しわ、たるみ、シミなどを増やし、皮膚の老化を進めるＡＧＥ。ＡＧＥ化すると、本来は透明なコラーゲンが黄色や茶褐色に変わり、血流もうっ滞するため、皮膚が黄色くくすんでくることもある。鏡を見て皮膚の変化を感じたら、体内でＡＧＥが蓄積しているサインかもしれない。

そして全身に「朽ち」が広がっていく

水晶体に影響を与え、白内障が悪化する

ＡＧＥが関わる目の疾患は、糖尿病網膜症だけではない。目の病気としてはよく知られている白内障も、ＡＧＥとの関わりが深い。

白内障は、黒目の奥にある水晶体が濁ることによって発症する。人間の目をカメラに例えると、水晶体はレンズだ。光の屈折を調節して、網膜に像を映し出すという大切な役割を持っている。

水晶体を構成するクリスタリンは基本入れ替わらない。つまり、生まれてから死ぬまで、人は同じ水晶体を使い続けることになる。そのため、白内障の主な原因は加齢であるといわれてきた。事実、白内障は40代以降から増え始め、80代では、ほぼ１００％の人が罹っている。

そして、この白内障にもＡＧＥが関わっていることがわかってきた。

水晶体は、クリスタリンというタンパク質からできている。だから、このクリスタリンも糖と結合してＡＧＥ化してしまうのだ。

水晶体は、本来無色透明だ。しかし、ＡＧＥ化すると茶褐色になり、褐色白内障になることもある。

そして、ＡＧＥが関与する失明に至る目の病として真っ先に挙げられるのが、糖尿病網膜症である。糖尿病網膜症はこれまで紹介した通り、新しくもろい血管ができることによって、眼底出血を招き失明を引き起こす病だ。新しくもろい血管はＶＥＧＦにより形作られるが、そのＶＥＧＦの発生を引き起こしているのがＡＧＥなのである。

糖尿病網膜症、白内障……目は、ＡＧＥの影響を受けやすい臓器なのだ。

歯周病がさらに悪化する

目の次は、口に移ろう。前章で歯周病菌が全身に及ぼす影響について紹介したが、ＡＧＥは歯周病にも影響を与える。

ＡＧＥは、タンパク質があるところならどこにでもできる物質だ。

歯自体はエナメル質で、タンパク質ではないので、ＡＧＥ化することはない。ただし、歯茎の細胞にはタンパク質がある。ＡＧＥ化することで炎症が進み、歯周ポケットも深くなる。その結果、歯周病菌のすみかが増えてしまい、歯周病菌も増殖してしまうというわけだ。

喫煙が歯周病に与える影響については前述したが、タバコ自体、ＡＧＥを多く含んでいる。喫煙が直接、歯周病菌を増やすことに加え、ＡＧＥを増やすことで、さらに歯周病が悪化する。

歯周病が進行すると、歯を支えている骨も溶けてしまうので、やがて歯が抜け落ちてしまう。

視力は落ち、歯を失う……老化は顔に顕著に現れ、そこに関わっているのがＡＧＥなのだ。

脳の機能にも影響を与える

ＡＧＥは、このように人間の体のあらゆる所に悪影響を及ぼす。脳も例外ではない。脳に蓄積しているＡＧＥには、脳の神経細胞内でタンパク質と糖が結合して作られたものと、体の他の場所で作られたＡＧＥが血流に乗って運ばれたものがある。

通常は体の別の場所にあった物質が、脳に入ることはない。これは血液に含まれる物質の移動を制限することで、脳の神経細胞を守る血液脳関門*という働きがあるためだ。

では、なぜAGEは脳に侵入できるのだろう。

それは、血液脳関門を構成している血管内皮細胞がVEGFを放出するためだ。AGEが血管内皮細胞に働き掛け、VEGFの分泌を促すと血管の透過性が亢進《こうしん》し、血液脳関門は壊されてしまう。そこから、AGEは脳に侵入する。その結果、脳のAGE蓄積量は増加し、慢性炎症が進むというわけだ。

同じ脳の細胞の中でもミクログリアという白血球系の細胞は、AGEがあると勢いが強まる。ミクログリアによる脳の炎症反応が、アルツハイマー型認知症に繋がることも明らかになってきている。

アルツハイマー型認知症では、アミロイドというタンパク質の一種が脳の組織に沈着し、神経細胞が壊されることが知られている。AGEが蓄積しているとアミロイドが変性しやすくなり、アルツハイマー型認知症の発症や進行も早くなると報告されている。

また、アルツハイマー型認知症と並んで高齢者に多いパーキンソン病とAGEの関連についても研究が進んでいる。

＊血液脳関門
脳の周囲を覆っている毛細血管。脳を満たしている脳脊髄液と血液の間にあり、細胞間での物質的なやり取りなどを遮断する壁になっていると考えられていた。しかし、現在ではサイトカインなどの生理活性物質も血液脳関門を通じて脳に流入することがわかっている。

卵子も糖化の影響を受ける

ＡＧＥが原因となる慢性炎症は、老化を進めるだけではない。不妊症にも関わっている。不妊症には女性に原因がある場合と、男性に問題が見られるケースがあるが、ＡＧＥはその両方に関わっているのだ。

まず、女性の不妊からお話ししよう。

女性の卵巣にある卵子のもととなる卵母細胞は、生後、増えることはない。つまり、ある女の子が生まれたら、その子の一生分の排卵に使われる卵子はそこにあるということだ。

だから卵子は、水晶体のクリスタリンと同じように、一生糖化の影響を受け続けることになる。

事実ＡＧＥがたまっている女性は、卵子が劣化しているため不妊になりやすい。不妊治療を受けても妊娠しにくく、妊娠しても流産しやすい。また妊娠高血圧症候群（妊娠中毒症）になりやすいということもわかっている。

さらにＡＧＥは血管の塊である胎盤の機能を悪化させる。胎盤の循環不全から、胎児が大きくなれないという報告もある。

男性不妊とＡＧＥに関しての研究も進んでいる。男性の精液の成分は、果糖なのだ。果糖はＡＧＥをもっとも作りやすい糖だといわれている。また糖尿病の男性は不妊の傾向が強いことも、ＡＧＥが関係していることを示唆している。

不妊とＡＧＥは、今後ますます研究が進んでいくだろう。

ＡＧＥは男性ホルモンを減らす

男性不妊だけでなく、男性更年期障害にもＡＧＥが関係していることがわかってきた。従来は、更年期障害といえば女性特有のものであったが、最近は男性でも更年期障害に悩む人が増えてきている。

女性の更年期障害は、50歳前後で起きやすいが、男性の場合、起こる時期には個人差が大きく、男性ホルモンの低下が始まる40歳以降は、どの年代でも起こる可能性がある。

男性更年期障害の直接的な原因は、脳からの指令を受けて精巣で作られ、血液中に分泌されるテストステロン*という男性ホルモンの低下だ。

テストステロンには、筋肉や骨の強化や性機能を正常に保つ働きに加え、判断力や理解力などの認知能力を高めるなど多岐にわたる作用がある。低下すると、イライラ、不

＊テストステロン
男性ホルモンの一つ。男性は睾丸や副腎、女性は卵巣、脂肪、副腎で作られる。筋肉や骨格を発達させて男性らしい体を作る。リーダーシップを発揮して、集中力やリスクを取って判断を下すなどにも寄与している。

安、眠れないなどの症状が出たり、うつ病を発症したりといったケースもある。

このテストステロンにも、ＡＧＥが関係しているという報告がある。

山岸教授らの研究でＡＧＥ値が高いほど、テストステロン量は少ないことが明らかにされている。

現在、男性更年期障害治療は男性ホルモン補充療法が中心である。だが、近い将来ＡＧＥを減らすことでその治療や予防が行なえる日が来るかもしれない。

第4章

健全な体は顔から生まれる

口に入るものを変えよ

負のマイルストーンを踏襲しないように生きるには？

ここまで、顔が朽ち、体が朽ちるその過程と朽ちるメカニズムについて話してきた。しかし、歯周病や目の病気の怖さはよくわかったが、まだ自分には関係がない、自分の体に起きるのは、何年も後のことだ……そんなふうに思っていないだろうか。

炎症をきっかけとして始まるほとんどの病気は、ゆっくり時間をかけて進行していく。自覚症状がほとんどないため気が付かないうちに、負のマイルストーンを踏襲していく。

今は健康に問題がなくても、間違った食習慣や生活習慣の積み重ねは、徐々に体をむしばんでいく。

早めの対応でＱＯＬを高めれば、「健康格差」を是正できる

正しい情報を正しく分析して、それに基づいて自分の行動を選択する。それがこれからの時代には必要となる。情報格差が健康格差に繋がっていく時代なのだ。格差を縮めるにはどうすればよいか？

隠れたリスクが疾患となる前に、何かできることはないのか。

それは、まず自分の体が抱えている問題を早めに、そして正確に把握することだ。小さなサインを見逃すことは、いずれ大きな健康格差となる。

日本では、ほとんどの人が健康診断を受けている。企業が社員に健診を受けさせることが法律で義務付けられているからだ。

しかし健診を受けるだけでは不十分だ。その結果を正しく受け止める力を持たなければならない。

検査結果に異常値が見つからなかったから、それで大丈夫と安心しないでほしい。注目すべきは、経年変化だ。

例えば、正常値の範囲であっても、ＨｂＡ１ｃが毎年上がっていたら、注意が必要になる。

自分の体をチェックすることを怠れば、医療機関で治療が必要となる日が早まり、疾患もより重症化する可能性が高まる。

前章までで述べてきたように、変化は顔から始まることが多い。特に、歯と目と血液だ。しかし、一般的な健診で歯を診ることはほとんどない。虫歯で我慢できないほどの痛みが出ない限り、歯科医院に行くこともないだろう。

目も同様だ。視力検査程度では、体の大きな疾患の小さな変化に気付くことはできない。網膜は「approachable part of the brain（体の中でアプローチできる脳の一部）」といわれる。体全体のことや血管の状態を直接見ることができる場所なのに、何ともったいないことだろう。

体が朽ちるのを防ぎたければ、歯と目と血液に現れる兆しを見逃さないようにすることが大事だ。将来を健康に生きるためには、そこからスタートしなければならない。

何はともあれ、まずは口に入るものから変えていく

体に潜むリスクを発見するのと同時に行なうべきは、そのリスクを作る要因を作らな

いことだ。

第1に変えていかなければならないことは、口に入るものを変えるということである。ストレスを軽減する、運動を行なう、食事を変えるこの三つのうち、今日からすぐに変えられる習慣といったら、食事ではないだろうか。ストレスを軽減しろと言われてもストレスを生じさせる原因が人間関係にあれば、急には難しい。

十分な睡眠を取れと言われても、仕事が残っていれば睡眠時間を確保するのは難しいこともある。

運動をしろと言われても、普段の生活に運動を取り入れるのは急には難しいだろう。しかし、食事ならば自分一人で今日から始めることができる。

歪んだ食習慣が引き金となって、口腔内や腸内の細菌のバランスが崩れ、血管を通じて体中に炎症が撒き散らされている。AGEを多く含んだ加工食品を摂ることで血糖値も上がり、体のあらゆるところで炎症を生み出すAGEをため込んでいく。

要するに食事の習慣を変えれば、体の炎症を抑えられるはずだ。とはいえ、何をどう変えればいいのかと、迷う人も多いかもしれない。

まず見直してほしいのは、自分の食事にどのくらいの時間をかけているかということだ。ほとんどの人が時間をかけずに、素早く手軽に空腹を満たす方法ばかりを考えてはいないだろうか。

素早く手軽に空腹を満たそうと思えば、パンやパスタ、うどん、丼物など、どうしても糖質、脂質に偏った加工食品になってしまう。それをろくに咀嚼《そしゃく》もせずに飲み食いしていたら、どうなってしまうのだろうか。遠からず炎症まみれの体になってしまうことだろう。

厚生労働省の2014（平成26）年の「健康意識に関する調査」によると、約2人に1人の人が、忙しいとか、お金がないという理由で健康に気を使えないという。確かに忙しいし、経済的にゆとりもないのかもしれないが、自分の命に直結することだと認識を改めなければ、いつまでたっても食生活は変えられないだろう。

口に入れる前に本当にそれを体に入れてよいものかどうか、もう一度、自分で判断をしてほしい。

老化に直結する調理法や糖質に注意をする

では、体に入れていいかどうかの判断基準を示そう。

ポイントは調理法に注意することと、加工食品であれば、食品表示をよく見るクセをつけることだ。

①食品を高温で加熱したものは、なるべく口にしない

時間がないときに電子レンジを利用して、調理をする人は多いだろう。最近では、電子レンジで調理するだけで食べられる惣菜《そうざい》を置いている店をよく見かける。電子レンジでは、食品がきつね色にならないため、タンパク質と糖のメイラード反応が起きないと考えている人もいるが、実際はゆでるよりもＡＧＥの量を増やすことが知られている。

電子レンジはマイクロ波によって、食品の分子を振動させて高温にして調理をする。このため、焼き色は付かなくてもメイラード反応と同じ状態を作ってしまっている。また、一度、冷たくなった食品を電子レンジで温め直す人もいる。調理済みの唐揚げやコロッケなどを温め直すと、さらに食品中のＡＧＥを増やしてしまうということを知っておこう。

ハンバーガーやフライドポテトなどのファストフードにも多くのＡＧＥが含まれてい

る。多くの顧客に短時間で商品を提供するため、食材を高温で加熱処理するからである。特に高温で揚げた食品は要注意だ。

ハンバーガー1個には100gの唐揚げと同じ量のAGEが含まれている。高温で仕上げるフライドポテトには、ゆでたジャガイモの約90倍のAGEが含まれている。

②果糖の過剰摂取に注意する

果物はヘルシーな食べ物だ。しかし、あまりたくさん摂り過ぎると、体の糖化が促進され、老化が進行していく。その理由は果物には、果糖（フルクトース）という糖が多く含まれているからだ。これが果物の甘さを際立たせているのだが、果糖は私たち人間の体にとってハイオクガソリンのようなものだ。

果糖は原則的に肝臓でエネルギーとして使われるため、血液レベルも低く、米やパンなどに含まれるブドウ糖と異なって、代謝にインスリンの影響を受けない。食べても血糖値が上がることがないので健康的な食物として勘違いされてきた。しかし、過剰な果糖の摂取はすぐに中性脂肪に変換されて、脂肪肝の原因となったり、肥満を招き、糖尿病になるリスクを押し上げる。

さらに、果糖は、体内のタンパク質と結合して、AGEを生成する割合は、ブドウ糖の10倍あるという。ヘルシーというイメージのままに果物は食べ過ぎてはいけない。

③清涼飲料水などに含まれる異性化糖に注意する

清涼飲料水や炭酸飲料、お菓子、缶詰、加工食品などの甘み付けにフルクトースコーンシロップ（果糖ブドウ糖液糖）という糖が使われている。その名の通りにトウモロコシ由来のブドウ糖を一部、果糖に変えた甘味料のことである。

昔、甘み付けで使用される砂糖はとても高価で、それに代わる代用品が必要だった。そこで、１９７０年代にアメリカで、フルクトースコーンシロップが生まれた。このフルクトースコーンシロップに含まれる果糖の甘さは、実にブドウ糖の３倍。さらに、フルクトースコーンシロップは、熱に強いため、変性しにくく、保存も可能な上に、砂糖の原料となるサトウキビと違って、トウモロコシは大量に生産できるというメリットがあった。

１９７６年当時のフルクトースコーンシロップの生産量は22万トンだったが、それからわずか８年後の１９８４年には１００万トンを超えた。

ところが、フルクトースコーンシロップは、炭水化物に含まれているブドウ糖よりも何倍ものスピードで、タンパク質と結合（ＡＧＥ化）する。フルクトースコーンシロップを多く含む清涼飲料水を水代わりに飲むという行為は体中にＡＧＥをため込む行為である。

また、フルクトースコーンシロップは、缶ジュースや缶コーヒーにも使われている。果汁濃度が低いジュースも濃度を埋め合わせるために、フルクトースコーンシロップが活用されている。また、スポーツドリンクの中にもフルクトースコーンシロップは含まれている。水分補給に最適だといって、毎日飲んでいるとAGEまみれになってしまうだろう。

では、果糖がどのくらい入っているかを調べたい場合は、どうすればよいのだろうか？　成分表示を見るということだ。

JIS規格では、含有率が高いものから表示することになっている。このため、果糖の含有率が50％未満の場合、「ブドウ糖果糖液糖」と表示する。50％以上90％未満のものは「果糖ブドウ糖液糖」、90％以上のものは「高果糖液糖」と表記されている。

飲料水以外の場合は、「果糖」や「異性化糖」という表現でフルクトースコーンシロップが表示されている。異性化糖とは、ブドウ糖を果糖に変化させたという意味で、フルクトースコーンシロップと同じ意味となる。一つの参考にしてほしい。

④炭水化物の重ね食べは避ける

「ブドウ糖果糖液糖」や「果糖ブドウ糖液糖」を使用した清涼飲料水だけでなく、血糖値を急上昇させる食品は体を糖化させやすい。

特に糖質の多い米やパン、麺を大量に摂る食事はできるだけ避けたい。例えば、ラーメンとチャーハン、丼物とうどん、うどんとおにぎりなど、ランチでつい、そんなセットを選んでいないだろうか。

またジャガイモやニンジンなど糖質の多い具入りカレーも、炭水化物の重ね食べになる。

炭水化物を重ね食べすると、急激に血糖値が上がる血糖値スパイクが発生して、血管が障害を受ける。炎症が起こり、動脈硬化の原因になってしまうのだ。

⑤焦げ目のあるものに注意

前述したメイラード反応について思い出してほしい。ＡＧＥは、タンパク質と糖が加熱されたことによってできる。ホットケーキの焦げ目と同じように、唐揚げ、豚カツ、コロッケなどきつね色の揚げ物、焼き魚、焼き鳥、ステーキ、焼き肉などの焦げ目にもＡＧＥは多く含まれている。

例えば肉が焼けるとき、赤から茶色へと変化する。あの色合いの変化は、肉に含まれる糖やタンパク質が熱で結合することで起こっているのだ。

香ばしく焦げた食材は、食欲をそそるが、食べ過ぎには注意してほしい。また揚げ物やソテーには、レモン、すだち、ユズなどを絞ると、ＡＧＥ量を少しだけ減らすことができる。

⑥抗糖化のある食品を摂る

血管の内側にある内皮細胞は、血糖値が高くなると活性酸素を大量に産生することがわかっている。これが炎症を引き起こす原因になる。そこで、抗酸化のある食品を摂ることも大切である。また、体内に入ってくるＡＧＥや体内で生成されるＡＧＥを防ぐと同時に、ＡＧＥの吸収や生成を抑える物質を積極的に摂ることも効果的だ。代表的なものを紹介する。

（α‐リポ酸）

ほうれん草やトマト、ニンジン、ブロッコリーなどの緑黄色野菜に多く含まれる物質。人間の細胞内に元々ある物質だが、年齢とともに減少する。体内では代謝を助ける補酵素の一つで、ＡＧＥを抑制する働きもある。

（スルフォラファン）

ブロッコリーの新芽（スプラウト）に多く含まれる物質。植物に含まれる天然の化学物質ファイトケミカルの一種で、ＡＧＥの形成を抑制し、細胞が持つＡＧＥの受容体ＲＡＧＥの発現を抑えることで、ＡＧＥの蓄積量も減らす。

料理の仕方で炎症を防ぐ

調理をする方法は、様々だが、油を使って、高温で調理すると、食材中のＡＧＥ量が増える。

鶏肉の場合、焼き鳥は水炊きの約6倍、唐揚げは約10倍のＡＧＥ量を含んでいる。これは水炊きだと加熱温度が１００℃以上にはならないが、油で揚げると１５０〜２００℃の高温になるためだ。

できるだけ体内にＡＧＥをためないためには、生で食べられる食材は生で食べるのがよい。加熱の必要がある場合は、「蒸す」、「ゆでる」、「煮る」などがＡＧＥを作りにくい。高温になる「焼く」、「揚げる」はできるだけ避けるようにしよう。

意外な盲点は電子レンジによる加熱だ。焦げ目や焼き色はつかないが、電子レンジによる加熱は、加熱時間が長いほど高温になっている。

例えば、買ってきた揚げ物。揚げ物は、元々ＡＧＥ量が多い。店によっては何度も使いまわし酸化した油を使用していることもあるだろう。そして、それを電子レンジで温め直せば、またＡＧＥ量が増える。

ついつい、温かい状態で食べようとして、私たちは電子レンジで揚げ物を温め直してしまうものだが、それは体を老化させもする。口うるさいようだが、もう一度、言っておく。

電子レンジの温め機能は、ＡＧＥを増やしてしまうと覚えておこう。

生で食べたほうがいいとわかっていても、生では食べられない食材も多い。その場合はどうするか。

「低温蒸し」という高温調理を避ける調理法がある。「低温蒸し」は１００℃以下で蒸す方法で、素材の美味しさを引き出す効果もある。

まず肉や魚を先に低温で蒸しておく。その後、表面をさっと焼くという調理方法だ。すでに中まで火が通っているので、長時間高温で加熱する必要がなく、ＡＧＥを抑えることができる。

さらに、使う油にも注意が必要だ。サラダ油は劣化しやすいので、使うなら高品質のオリーブオイルやえごま油などを選んでほしい。

体の糖化に気を付けるには

食後の血糖値が上がりにくい食物を食べる

体を動かすエネルギー源はいくつかあるが、日本人の摂取エネルギーの50～60％は、炭水化物から供給されている。

糖質は、脂質やタンパク質などと異なって摂取すると素早くエネルギーに変化する栄養素である。

しかし、その一方で過剰に摂取すると肥満になりやすい。なぜならば、糖質は一時的に体に貯蔵できる量が決まっているからだ。つまり、余分なエネルギーは中性脂肪として体内に蓄えることになる。

ところで、血液中にある糖質をエネルギーや中性脂肪に変換する役割を担っているのが、これまでも紹介してきたインスリン。すい臓から出るホルモンである。しかし、体がこれ以上、エネルギーを必要としないと感じると脂肪細胞からインスリンの働きを止めようとするメッセージが放出される。これによって、インスリンの働きが鈍くなり、血液中にブドウ糖が溢れた状態となる。これが、全身が糖化する糖尿病の始まりである。糖尿病になれば、神経障害や網膜症、腎臓病、がんなどの様々な合併症が起こり一気に体を朽ちさせることとなる。

糖尿病にならないためには、体に入れる糖質をコントロールするしかない。何も考えずに過剰な糖質を体に入れるのではなくて、意識して調節しながら体に入れていくことが重要になってくる。その方法をこれから紹介しよう。

①精製された糖質はなるべく食べない

食物繊維など余計な成分を取り除き、糖質だけを精製した食物を摂り過ぎないようにする。例えば、白砂糖は、ショ糖というサトウキビから作られる糖質が99・9％の純度で、出来上がっている。

同じ砂糖でも黒砂糖は、精製度は高くない。細かく刻んだサトウキビを煮たものが黒砂糖になるが、白砂糖を作るときには、ろ過したり、お湯で洗ったりして、甘み成分のショ糖以外の成分を徹底的に取り除く。さらに遠心分離機にかけてショ糖の結晶を取り出す。これが白砂糖になる。精製された食物は、余計な成分が含まれていないので、消化するのに時間はかからない。その分、もちろん、血糖値も上がりやすくなるというわけだ。

精製された炭水化物は、糖質の割合が高くなるように精製され、食べやすく、柔らかくして甘みが感じられるようにもなっている。具体的には、白米やうどん、パンなどの食品である。基本的には白っぽい色をした炭水化物は、ほぼ精製されたものと考えてよいだろう。精製された炭水化物は、食物繊維などの不純なものが入っていないので血糖値が上がりやすく、その分、エネルギー効率も高い。

しかし、デスクワークが中心となる現代人にとっては、エネルギー過多に傾きやすい食物である。余ったエネルギーは、肥満になるきっかけを作り、それが原因で炎症が起こって、動脈硬化やがんなどの原因となることはこれまで紹介した通りである。

また、精製した炭水化物を食べ続けていると、血糖値が高い状態が体の中で維持される。そうすると、タンパク質とくっつく可能性も増え、体内で作られるＡＧＥが増えることになる。だからこそ、普段はなるべく、精製された食物や炭水化物を摂り過ぎないことが重要なのだ。精製された炭水化物は、食べ過ぎないように心掛けよう。

では、精製されていない炭水化物とは何か？　それが、胚芽米、玄米、麦、全粒粉パン、精製していない黒砂糖やそばなどである。精製されていないから、茶色であることが多いが、中には精製されているのに茶色のままの炭水化物もあるので、よく成分表を見てみよう。

例えば、精製されていない炭水化物のそばといっても、小麦粉の割合が高いそばでは、あまり意味がない。そば粉だけで作られた十割そばなどが良いだろう。

アメリカのレストランやケータリングでは、一般的にご飯に玄米を選べる。しかし、日本ではまだまだご飯に玄米を選べる飲食店は少ない。

精製されていない炭水化物を主食にするためには、自分で調理をするのがいいかもしれない。玄米で作ったおにぎりを持っていって、おかずは会社の周辺で調達するなどの工夫も必要だろう。

また、よく勘違いしがちなのは、野菜は繊維質が多いので、何でも低糖質だと思うことだ。例えば、バナナは脳に良いとか、健康に良いといわれており、積極的に摂取している人もいるが、糖質は高い。ジャガイモやニンジンも同様だ。

糖質にこだわり過ぎて、バランスを欠くような食生活ではエネルギー代謝も結果的に悪くなる。まずは30品目をめざしてバランスよく食品を摂ることが大切である。

②よく噛むことで肥満を防ぐことができる

仕事の都合などで、ほとんど噛まずに食事の時間を早く終わらせてしまう人が多い。しかし、食事の時に咀嚼をしなければしないほど肥満リスクが高まることが知られている。

岡山大学の森田学教授らの研究チームが２０１４年に発表した１３１４人の若者（男性６７６人、女性６３８人）を対象に行なった研究（Relationships between eating quickly and weight gain in Japanese university students）では、早食いの人は、早食いでない人と比べて、肥満リスクが４・４倍に上昇することがわかっている。さらにこの傾向は、女性よりも男性のほうが顕著であった。つまり、よく咀嚼をして食べることで、肥満を防ぎ、ひいてはそれによる炎症を防ぐことができるのである。

さらに、ゆっくりと咀嚼をして食べていると、食べた後もエネルギーが消費される「ＤＩＴ*（食事誘発性熱産生）」が生み出される。このエネルギー消費量は、安静時のエネルギー代謝の10～15％を占めているといわれている。

東京工業大学大学院社会理工学研究科の林直亨教授らの研究によれば、噛む回数が増えるほど、胃や小腸などの消化器官に血流が送り込まれることになり、ＤＩＴも増えることがわかっている（Obesity, Volume 22, Issue 5, pages E62-E69, May 2014「The number of chews and meal duration affect diet-induced thermogenesis and

＊ＤＩＴ
「Diet Induced Thermogenesis」の略。食事をした後に安静にしていてもエネルギーの代謝量が増える、この代謝のことを食事誘発性熱産生という。エネルギー代謝量は栄養素によって異なり、タンパク質のみの場合は、摂取エネルギーの約30％、糖質のみは約6％、脂質のみは約4％となる。一般的な食事はそれらの混合になるので約10～15％ぐらいが食事誘発性熱産生として消費される。

splanchnic circulation」)。

飲み込むようにして、毎日の食事をしている人も多いと思うが、そうやって食事をした場合と、よく噛んで食べた場合とでは、後者のほうがＤＩＴが増えるのである。とはいえ、よく噛んでと言われてもどのくらい噛めばいいのかわからないという人も多いだろう。ちなみに、日本肥満学会の「肥満治療ガイドライン」では、１口で20回から30回以上噛むことが推奨されている。そんなことを言われても、噛むのに飽きるという人もいるかもしれない。そうであれば、よく味わって噛むということであればどうだろうか。日々の食事に取り入れて肥満になるのを防ぐようにしたい。

そして、もう一つ改めたい習慣がある。それは、スマートフォンを見ながらの、「ながら食べ」である。スマートフォンを見ながら食事を摂ると、目の前の食事に集中できずに、適量がわからなくなり食べ過ぎてしまうことがよくある。それだけではない。食事に集中できないのでよく噛まずに飲み込んでしまうことも多い。食事中にスマートフォンを見るのは慎もう。

空腹は寿命を延ばす

空腹の時間が細胞の抗酸化、抗糖化能力を高める

「サーチュイン遺伝子」*という言葉を聞いたことがあるだろうか。近年注目されている抗老化遺伝子だ。

このサーチュインという酵素は、タンパク質の一種だ。DNAに結合して、遺伝子発現に働き掛け調節を行なう。また抗酸化、抗糖化力があるため、老化を防ぎ、寿命を延ばすといわれている。そのためサーチュイン遺伝子は、長寿遺伝子とも呼ばれている。

このサーチュイン遺伝子が活性化するのは、いつか。それは空腹の時だ。

しかし、いつも空腹である必要はない。例えば1週間に2日間だけは、摂取カロリーを減らす。1カ月に5日間だけダイエットをする。人間はある程度空腹の時間を作ることで、細胞本来の抵抗力が上がり、神経細胞の再生能力も増えるのだ。これは一種のホルミシス効果とも言える。ホルミシス効果とは、生物に対して通常有害な作用を示すものが、微量かつごく一時的であれば、逆に良い作用を示すことをいう。空腹も一時的なものなら、抗老化に働く。

＊**サーチュイン遺伝子**
長寿遺伝子、抗老化遺伝子といわれる。この遺伝子が活性化することで生物の寿命が延びることが報告されている。

糖質制限は極端にしない

一時よりは陰りも見えているが、糖質制限ブームが続いている。

糖質制限ダイエットは、炭水化物に含まれる糖質を減らそうという考え方だ。主食となるご飯やパン、麺類をできるだけ摂らず、おかずを中心に食べる。糖質を摂取しないことで、食後に血糖値が急激に上昇するのを抑え、減量しようという考え方だ。

糖質制限食は、元々糖尿病患者のための食事法だった。減量効果があるという論文が発表され、アメリカ糖尿病学会は2年間の期限つきで食事療法として認めている。

糖質制限食が普及した理由の一つは、手軽さだ。主食やイモ類など食べてはいけないものを決めるだけで済むため、面倒なカロリー制限もいらない。特別なダイエット食を作る必要もなく。主食を抜くだけでいいのだ。簡単な割に短期間の減量に成功するケースが多いのも、ブームになった理由だ。糖質制限と同時期に増えたパーソナルジムのほとんどが糖質制限食を採用していることもブームを後押しした。

しかし、極端な糖質制限は体の不調を招くともいわれている。特に負担が心配なのが、腎臓だ。

糖質制限中は炭水化物を食べない代わりに肉類や脂質はいくらでも摂ってよいという極端な食事をしている人もいる。そのため、糖質制限をする前と比較すると、タンパク質の摂取量が大幅に増えてしまう。

タンパク質は体内で分解されると窒素が生じる。この窒素は腎臓を通じて体外に排出される。つまりタンパク質の摂取量が増え過ぎると、腎臓の仕事量が増え過ぎるため腎臓に負担をかけてしまうことになる。

もちろん、糖質制限をしたすべての人で腎臓が悪くなるわけではない。しかし、まったく糖質を口にしないなど極端な糖質制限をすると体に負担がかかるのは間違いないし、何よりもその反動で大量に糖質を摂取してしまうこともある。何事も中庸が大切なのだ。

糖化から始まる、糖尿病、失明、がん、ＱＯＬ低下の悪循環を食い止める

健康な状態を維持するためには、これまで話してきたように口に入るものを変えて、体を糖化させないことが何よりも重要なことになる。

糖尿病になると、体の中で糖とタンパク質が結合して、AGEが生み出されやすくなる。AGEが体に蓄積していけば、様々な障害を引き起こす。そして、糖尿病をも悪化する。そして、静かに糖尿病の合併症を進めることになる。

まず糖尿病性腎症から説明しよう。

糖尿病発症後10年ほどすると、腎機能が低下する糖尿病性腎症になることが多い。この糖尿病性腎症は非常に怖い病気で、日本では人工透析原因疾患の第1位となっている。初期の段階では自覚症状がなく、タンパク尿も検出されないので、発見が遅れがちな病気だ。

むくみや全身倦怠感《けんたい》、喉の渇きなどの症状が出てくる頃にはかなり症状が進んでいて、その後腎機能が急激に低下していき、末期腎不全に至り透析療法が必要になるという経過をたどる患者も少なくない。

人工透析を導入すると、基本的に週に3回医療機関に通い1回当たり4~5時間の透析を行なうので、QOLが大きく低下する。食事制限も続く上、合併症も起きやすい。

また進行した糖尿病性腎症の患者は、免疫も落ちているため、肺炎やがんなども発症しやすいといわれている。

次に糖尿病網膜症。

この病気も急激に視力が低下することが特徴だ。糖尿病が原因で網膜の毛細血管に障害が起き、失明に至るケースも多い。

そして糖尿病神経障害は、高血糖が神経に損傷を与える合併症だ。しびれや、チクチクする痛み、うずくような痛みを感じることもある。進行すると足の感覚がなくなり、最後には切断を余儀なくされるケースも出てくる。

ＱＯＬに大きく影響する糖尿病の怖さが理解できただろうか。

こういった合併症に陥らないためには、最初の段階、つまり糖化を防ぐことが大事なのだ。

食生活と生活習慣を変えて、老化に打ち勝つ

ＡＧＥをためない食生活、血糖値を上げない食べ方に加えて、生活習慣にも注意が必要だ。

特に運動不足は老化に繋がる。学生時代はスポーツをやっていたという人も、社会人

になってからは仕事の忙しさで運動不足になっているケースが多いだろう。

「年齢とともに代謝が落ちて痩せにくくなった」という言い方をよく耳にするが、これはどういう意味か理解しているだろうか。

ここで言う「代謝」とは「基礎代謝」のことだ。人間が安静にしているときでも消費される必要最小限のエネルギー代謝量を「基礎代謝量」という。じっとしているときでも、人間の体は呼吸をし、体温調節をし、内臓も動いている。このような生命維持のために使われるエネルギーが「基礎代謝量」だ。

「基礎代謝量」は、年齢によって変化する。ピークは10代で、その後低下していく。体の中で特にエネルギーを使うのが、心臓、脳、そして手や脚などだ。だから筋肉量が落ちてくると基礎代謝量も低くなってしまうことになる。

脂肪はすぐにつくが、筋肉はすぐに落ちる。筋肉は意識的に使わないと減少しやすいという特徴がある。

筋肉量が多く基礎代謝が高い人は、食べても太りにくい。逆に基礎代謝が低い人は、太りやすく痩せにくい。運動不足で太っている人は、筋肉量が少なく基礎代謝が低下している。

だが、忙しくて運動する時間が作れないという人も多いだろう。特別なことをしなくても、日常生活の中でできるだけ体を動かすことを心掛けてほしい。エスカレーターを使わず階段を上る。一駅歩いて目的地に行く。それだけでも続ければ効果が出る。

自分の体を正しく知り、食生活と生活習慣を改善する。それが老化を防ぐために自分自身でできる予防医学でもあるのだ。

column

男性更年期障害を乗り切るには？

男性ホルモンの減少が、適応障害を引き起こす

最近、男性更年期障害という言葉をよく耳にするようになった。テレビ番組で取り上げられることも多く、男性更年期障害に関する本も書店に並んでいる。

男性ホルモン、主にテストステロンというものだが、40代、50代になると、徐々にこのホルモンが減少するといわれている。

このテストステロンの減少は、体に炎症を引き起こすＡＧＥや糖尿病との関連性が指摘されている。アメリカ糖尿病協会の調査によれば、45歳以上の男性糖尿病患者は、非糖尿病患者に比べて血中のテストステロンの値が低いばかりではなく、性機能障害を併発していることがわかっている。

ホルモンの減り方が大きいと、気分の落ち込みやイライラするなど、「うつ」症状を引き起こすことになる。これが男性更年期障害だ。男性更年期という呼び方は、実は、

日本独自のものだ。海外では国によって呼び方が異なるが、「加齢性腺機能低下症候群」*という名称がもっとも一般的だ。病名に「加齢」とついているが、年齢だけが原因で起きる病気ではない。発症には慢性炎症やストレスが深く関わっている。

女性の更年期障害は、閉経の前後5年以内に現れ、特に治療を受けなくても年齢とともに治まることも多い。

しかし、男性更年期障害は、自然には治まらず、正しい治療を受けなければ、長く続くこともある。その上、女性の更年期障害ほど知られていないため、うつ病など他の病気と誤解されたり、適切な治療を受けるまでに時間がかかることが多い。

男性ホルモンの減少というと、まずED*（勃起障害）を思い浮かべる人が多いだろう。しかしながら、EDは症状の一端にすぎない。

泌尿器科等の受診傾向から見ると、日本人はEDをあまり苦にしていないのかもしれない。

というのも、バイアグラ*が発売になった時も、日本国内での売上は、製薬会社の期待に反し伸びなかった。一度受診して、バイアグラを処方されても、次回は希望しない人も多いという。日本以外のアジア各国もバイアグラの売上は少なく、唯一、欧米と同じ

＊加齢性腺機能低下症候群
Late Onset Hypogonadism（LOH症候群）。加齢などに伴って、急激にテストステロンの値が下がることによって引き起こされる症状のこと。うつ病をはじめとして、性機能低下、心血管疾患、内臓脂肪の増加、インスリン抵抗性の悪化などメタボリックシンドロームの原因にもなる。

＊ED
「Erectile Dysfunction」の略。勃起障害。糖尿病になると血管機能が障害され、EDや脳梗塞、心筋梗塞のリスクが上がる。

だけ売上が多いのは韓国だ。

男性ホルモンが減少してEDになっても医療機関に行かない日本人男性。では、何の症状で男性ホルモンの減少が判明するのだろうか。

バイアグラが日本で発売された頃、多くの病院に男性更年期外来が開設された。当初はバイアグラを希望する多くの患者が受診すると予想されていたが、実際は違った。EDの患者ではなく、うつ症状に悩む男性や仕事が手につかないという男性が圧倒的に多かったのだ。この状況は現在まで続いているという。日本中の男性更年期外来は、精神症状を訴えている男性で溢れているのだ。

では、男性ホルモン減少が原因で男性更年期障害を引き起こした人は、どんな経過をたどるのだろうか。

まず、ほとんどの人が仕事を続けられなくなる。

彼らは会社の産業医から適応障害だと診断されるケースが多い。適応障害とは、ストレスに対処できないために対人コミュニケーションなどストレスのある状況などに適応ができなくなる。イライラも制御できなくなり、症状が進行するとうつ症状になることもある。治療が遅れると症状が進んでしまい、うつ病と診断される。しかし、うつ病にま

＊**バイアグラ**
原料となるクエン酸シルデナフィルは当初、狭心症の薬として開発された。血管の拡張を促進する作用がある。

で至っておらず会社を退職してから受診するケースも少なくない。一方でかなりうつ病が進行した状態になってからやっと受診する人もいるようだ。

厚生労働省が行なった2018（平成30）年調査によれば、適応障害で1カ月欠勤した人は、1年後には100％退職していることがわかった。適切な治療を受けられなければ、社会復帰も難しい。

適応障害に苦しむ男性は、通常、メンタルクリニックを受診する。そして、そこで抗うつ剤を処方されることになる。

しかし、男性ホルモンの減少が原因で適応障害を起こしている人は、標準的なうつ病治療を受けても治らない。なぜなら繰り返し適応障害に襲われるからだ。そして、症状は改善せず会社を辞めざるを得なくなってしまう。

患者本人は、非常に苦しい。メンタルクリニックの治療を受けてもよくならない上に、職場で心の病に理解のない人からは、仮病だと思われることさえある。さらにメンタルクリニックに通っていること自体よく思われない風潮が、今の日本にはまだ存在している。

それでもある日、何かのきっかけで男性更年期のことを知り、もしや自分もと勇気を出して泌尿器科を受診する。しかし、受診した泌尿器科医が男性更年期についての知識を持っていなければ、うちでは治せないと言われ、彼らは行き場を失ってしまうのだ。

彼らは、几帳面で真面目で、会社に対して忠実な人たちだ。そういった人たちが、仕事を休む。会社を辞める。これは会社にとっても大きな損失となる。また医療費がかかることで、保険組合の支出も増える。そもそも病院を受診しようにもどこへ行くべきなのかわからないことも多い。

そして本人と同じように苦しんでいる妻や家族の存在も忘れてはならない。本来は働き盛りのビジネスマンが、仕事に行けなくなる。気力がなくなり、怒りっぽくなり、イライラして、いつも暗い顔をしている。その様子を見ているだけでも、家族はつらいだろう。「加齢性腺機能低下症候群」に対する医療の遅れは、もはや社会問題とも言えるのだ。

長年、男性更年期障害の治療に携わり多くの患者を診てきた太田信隆医師によれば、1年の中で「加齢性腺機能低下症候群」を発症する患者が特に増える時期があるという。それは、3月から4月にかけての時期と、10月の後半から11月だ。すでに治療中の患者も、不思議なことにこの時期になると必ず症状が悪化する傾向があるらしい。

気候と人間の生理やホルモンの関係についても、いつか解き明かされる日が来るかもしれない。

第5章

体の今を読み解く

自分にとっての健康とは？

そもそも、あなたは何のために健康になりたいのか？

ここまで来て、私たちの体のメカニズムについてよく知ることができたのではないだろうか。そこで読者の皆さんに聞きたいことがある。

「そもそも、あなたは何のために健康になりたいのか？」

本書を読んでいるのは、健康について興味を持っている人だと思う。しかし、そもそも、「何のために健康になりたいのか？」について考えたことはあるだろうか。さらに言えば、「誰のために健康になりたいのか？」ということについても考えたことがあるだろうか。健康について明確なイメージを抱いている人はあまり多くないように思う。

なぜ、そうなのだろう？

それは、健康について考えるきっかけにあると思う。多くの人が健康について考えるのは、自分が病気になるか、もしくは家族や親戚などの身近な人が病気になったときだ。

それではあまりにも遅すぎる。目は視野が欠けたら元に戻すことはできない。同じように歯も歯周病で失ったら元に戻すことはできないのである。病気になってからの対策ではなく、病気になる前の対策を考えるべきだろう。

そのためには、病や老化への漠然とした不安や恐怖を抱くのはやめて、自分の人生を主体的にデザインしていくことが必要だろう。

将来、病や老いのために普通に生活できなくなるかもしれないと不安を抱く人は多い。しかし、その一方でその健康を維持するために何もしていない人も多い。そして、その理由を聞くと何から始めたらよいのか、わからないと回答している人が多いのだ。

だから、健康になりたいかどうかを自分に問い掛ける前に、次のように問いを変えてみてはどうだろう？

「健康である前に、自分の人生をどう生きたいのか？」

何をやるために、健康な体を獲得したいのか？

いろいろとあると思う。「子どもと世界一周旅行をするため」、「自分のやりたいことで起業をしたい」、「孫と一緒に仕事をしたい」、「苦しんでいる人を救いたい」など、自分の人生の目標を考えるべきではないか。

不安というネガティブな心理によって、情報を取得する弊害

多くの人は人生の目標から逆算して健康を考えた経験がほとんどない。健康を考えるきっかけは、常に自分か近親者が病に罹患したときの不安や恐怖。

このように不安や恐怖の象徴である病との対比で健康を考えるとき、結局、それは漠然とした不安しか生み出さない。そして健康不安を煽る情報は巷《ちまた》に溢れ返っている。そのため、かえって健康に関する情報に惑わされている人も多い。

健康不安に煽られている人たちは、今、自分の体に必要な情報を選びながら取捨選択することはしない。健康に関するあらゆる情報を取得しようと過剰に反応しているだけ

である。このため、取得した情報が自分の体に合わなかったり、効果が見られなかったりして、さらに不安が掻《か》き立てられる。例えば、「糖質を制限するのが良い」という情報を取得しても、そもそもなぜ糖質を制限するのか、何の効果があるのかすら正しく理解していない状態で実践している人が少なくない。本当に重要なことは、自分の体を知ることである。そして健康を維持するためには、日々の生活や行動をある程度管理していかなくてはならない。

健康オタクでは、「健康格差」は埋まらない

健康を意識すれば意識するほど不健康になる――。

こんな言葉を聞いたことはないだろうか？　「○○が体に良い」、「○○が目に効く」、「○○を食べると脳が若返る」など、今の世の中は健康に関する情報で溢れ返っている。

しかし、そうした情報の多くは、「これさえ食べれば大丈夫」とか、「これだけやればすべてが叶《かな》う」など、お手軽で偏った情報ばかりだ。しかし、ここまで読んでいただいた皆さんには、理解できると思うが、あなたの体はそんなに単純に作られてはいない。

誤った情報に惑わされてしまうことで、本当に正しい情報にたどり着けなくなってしまう。

例えば、その季節に収穫された野菜を食べるとか、肉のみに偏ることなく、バランスの良い食事を心がけるなど、我われが祖父や祖母の時代から言われていた正しい情報を遠ざけて、「〇〇を食べると健康に良い」というお手軽な情報のみを信じてしまう傾向がある。

結局、正しい情報を取っている人と偏った情報を取っている人の情報の格差はますます広がっていき、それが健康の格差となって現れてくる。

では、自分が健康になるための行動を起こす人と起こさない人との違いは何なのだろう？　よく聞く言い訳は、時間がないとか、お金がないという理由。

しかし、本当に健康に気を付けている人も同じように忙しくしている。同じように仕事も頑張って、同じように家族サービスをして、同じようにご飯を食べて、日々、忙しくしている。健康のためだけにお金をたくさん使えるという人はそうはいない。

健康に関する情報が溢れている中で、なぜ一部の人たちは正しい情報を選び取って、それを実践することができるのだろう？　それは、自分の人生の延長上で健康を捉えているからだ。そのスタンスで情報を整理し直してみれば、自分にとって必要な情報が集まってくるし、自分の望む健康状態を実現することもできる。

体は百人百様。自分の体に合った正しい生活を送る

本来の健康診断は自分の体の状態を確認するものである。刻一刻と変わる疾患を見つけるものではない。

KRD Nihombashiでは通常の人間ドックの倍以上の検査項目を採用しており、中でも「目」、「歯」、「血液」にフォーカスを当てた健診を重視している。これまで紹介したように、「目」、「歯」、「血液」を詳細に調べることで、体の今を読み解くことができるからだ。

例えば眼科の検査項目では、網膜研究の第一人者である株式会社ビジョンケア代表取締役社長の高橋政代氏監修による遠隔の診断体制を構築。具体的にはKRD Nihombashiで撮影した画像を丹念に観察して、所見を読み、その上で診断をしている。特に神経細胞が集まっている網膜に見られる小さな異常が、大きな疾患の予兆となるケースが少なくない。だからこそ、詳細に調べられる検査が必要になってくる。

具体的には、次のような検査項目がある。

・視力・矯正視力検査
・超広角眼底検査（通常の眼底検査よりも広い、網膜の約80％の領域をカバーできる画角200度の超広角の眼底画像撮影）
・眼圧検査
・視野検査
・屈折検査
・OCT*検査（光干渉断層計：網膜の断面の画像撮影）
・眼軸長測定（角膜から網膜までの長さ）
・角膜形状解析検査
・調節力検査
・涙液検査

特にOCT検査では、ミクロンレベルで眼底の断面図を診断することができる。加齢黄斑変性や糖尿病網膜症、緑内障などの異常を判断することができる。

一方、歯科の検査項目では、東京医科歯科大学名誉教授の和泉雄一氏監修による検査を実施している。歯周病菌が口腔内だけではなく、全身に炎症を起こす原因になること

＊OCT
OCTとは"Optical Coherence Tomography（光干渉断層撮影）の略。光の干渉性を利用して分析撮影する技術。

はこれまで紹介してきた通りである。最初の炎症は細菌叢のバランスの悪さから発生する。小さな炎症が全身疾患に繋がらないよう、口腔内の細菌叢のバランスを徹底してチェックすることにしている。

具体的には次のような検査項目がある。

・口腔内写真撮影
・虫歯検査（オプション：歯周病菌の細菌検査）
・歯周病の精密検査
・口腔粘膜
・舌検査
・咬合力《こうごう》（噛む際に必要となる力）検査

咬合力の検査も重要である。咬合力や咬合バランスを定期的に検査することで、肥満になるような食習慣を防ぎ、糖尿病や認知症になるようなプロセスを避けることができる。加齢による咬合力の低下も時系列で測定ができる。咬合のバランスが崩れることで、全身のバランスが崩れることも多い。

さらに、血液の検査では、通常の健康診断では行なわない検査項目まで最新の医学情勢に合わせて精密に実施している。空腹時血糖はもとより、ＨｂＡ１ｃ、1,5－ＡＧ（1,5・アンヒドロ・グルシトール）、ＡＧＥ、グリコアルブミン、遊離脂肪酸濃度が検査項目に入っている。

一般的な健診では、検査時点の空腹時血糖値と過去1～2カ月間の平均血糖値を表すＨｂＡ１ｃを併用して血糖コントロールの状況を把握しているところが多い。

しかし、ＨｂＡ１ｃは1～2カ月間の平均血糖値を反映しているのであって、食後の血糖状態を反映したものではない。

そこで、食後の血糖値を測るために信頼できる指標が1,5－ＡＧの検査なのだ。1,5－ＡＧからは、直近の血糖コントロールの状態を推測することができる。当日の空腹時血糖値と合わせて、体の中でどのように血糖値が変化しているかを総合的に解析することができる。1,5－ＡＧの検査は、比較的軽度の高血糖に敏感に反応するため、生活環境や食生活が変わったため、血糖コントロールがうまくいっていない状態にもすぐ反応してくれる。

それに加えて、血中の遊離脂肪酸を調べる。血中の遊離脂肪酸が高ければ体の中のエネルギー代謝がうまく行なわれていない可能性が大きい。血糖値の変化の裏付けデータとなる。

そして、血中のAGEを調べられる。これは2019（令和元）年10月現在、世界で唯一、測定できる健診施設となっている。AGEの検査は、皮膚の検査機器によっても評価できるが、血液の検査を併用することでより正確でリアルタイムに体内のAGE値の動きを把握することが可能になる。

脂質検査についても私たちは重要視している。総コレステロール、中性脂肪、HDLコレステロール、LDLコレステロール、non HDLコレステロール、狭心症や心筋梗塞などの危険因子となるsmall dense LDLに加えて、リン脂質、総ホモシステインの検査も行なうことができる。

リン脂質は、血液中にある主要な脂質の一つで、脂肪がエネルギーとして活用されるときに、タンパク質とともに血中を移動する。リン脂質にはいくつもの種類があるが、よく知られているのがレシチンである。レシチンが不足すると、血管にコレステロールがたまりやすくなり、動脈硬化や心臓病などの原因になる。また、脂肪がエネルギーとして活用されにくくなるため、糖尿病を引き起こす場合もある。

一方、血中の総ホモシステイン濃度は、体の中のタンパク質の代謝機能を反映している。濃度が高ければ、タンパク質の代謝があまり機能しておらず、酸化ストレスが亢進した状態であると推定できる。血液検査は健診時だけでなくその6カ月後にも実施することで、体の経年変化を観察することもできる。

もちろん、スタンダードコースには、これら目と歯と血液の専門検査に加えて、通常の人間ドックで検査される胸部レントゲン（X線・CTR［心胸郭比］）や胃の検査（内視鏡またはバリウム）・超音波検査（エコー検査）が受けられる。体組成測定では、身長、体重、腹囲、BMI、体脂肪率、肥満度、脂肪量、除脂肪量、標準体重、体水分量、体水分率、推定骨量、基礎代謝量、筋肉量、内臓脂肪レベルが検査できる。体組成測定は、血液検査と同じように半年に1回経時的に検査を繰り返す。

体を理解して進行のメカニズムを知り、どう生きるべきか考える

元々人間の体には、エネルギーを生み出す力が備わっている。ミトコンドリアが精密機械のように働いて、食事から摂った糖やタンパク質、脂質などを消化、吸収、代謝している。

しかし、実際は消化吸収代謝が正常に働いていない人が多い。

きちんと消化吸収代謝ができていない原因は、ストレスや偏った食生活による栄養素

の不足である。腸内細菌のバランスが乱れているため、必要な栄養素を生み出せないという人もいる。それだけではない。腸内細菌は分解の過程で様々な代謝物質を作る。腸内細菌のバランスが乱れていれば、エネルギー代謝にも支障を来すのだ。

健診で自分の体の状態をよりよく把握することで、本当に自分の体に何が必要なのかを理解し、自分の体に合った食生活や生活習慣を実践することができるようになる。そうすることで、自分の体の状態が変わってくる。体感も大きく変化する。例えば、朝の目覚めが良くなったり、寝つきが良くなったりする。それだけではない。健診の数値からでも体調が改善されている客観的なデータを得ることができるのだ。

病気が見つかってからでは遅過ぎる

疾患を見つけるための人間ドックではもはや手遅れのときもある

人間ドックは日本で生まれた言葉で欧米には存在しない。欧米には総合的に体を検査する健康診断を採用している施設は少なく、それぞれの科ごとに検査をするため、検査のデータから得られる総合的な所見を自分で判断するしかない。

さらに専門科ごとに検査を行なうため、人間ドックと異なり、多くのお金と時間がかかる。場合によっては専門的な検査の場合、健診費用は数百万円に及ぶケースもあり、日本より診断費用も高額である。したがって、健診を受ける人は少ない。それをもって日本は医療先進国だと言う人もいる。

病の対比として健康を捉えるのではなく、人生での生き甲斐を考える中で健康を捉えてもらうには、自分の体の状態の変化を把握する必要がある。

例えば、KRD Nihombashi では、目の状態を広角眼底カメラとＯＣＴで検査している。通常の健診で活用される眼底カメラでは、観察できる範囲が限られている。しかし、広角眼底カメラは、通常の眼底カメラよりも広い範囲で網膜を撮影することができる。眼底の毛細血管の一つひとつを詳細に観察することができるので、体の変化をいち早くキャッチすることが可能となる。

一方、ＯＣＴ検査では網膜の三次元断層像を見ることができる、いわゆる目のＣＴ検査だ。網膜の断面をミクロンレベルで撮影でき、失明にも繋がる網膜疾患を捉えることができる。

さらに、それらの検査を、視能訓練士が行なっている。目の検査のスペシャリストが、最新の機器を用いることで、目の症状のどんな細かな異常も見逃さない体制が出来上がっている。

このように、広角眼底カメラや、ＯＣＴであらゆる角度から目の検査を行なうため、受診者の約40％に何らかの異常が発見されている。目の病気は、発見された時はすでに手遅れで手の施しようがないというケースが少なくない。だからこそ、常日頃の健診が必要になってくる。

静かに症状が進行していく疾患には定期的な健診が必要

KRD Nihombashiの眼科健診の機器類は、総合病院と同等の最新鋭のものだ。そして、目に何らかの問題が見つかれば、適切な医療施設を紹介する。

例えば自分の体に網膜の疾患が見つかったとしよう。受診者のかかりつけ医などで対応できない場合は、専門的な治療ができる大学病院を紹介している。これまで紹介してきたように目の病気は静かに進行していく。自覚症状はほとんどないため、進行状態にある疾患を発見することは難しい。しかし、定期的に健診を受けることでそれを補うことができるのだ。

そもそも健康診断は、自分の体の状態を確認するためのものだ。

それなのに、

「どこか悪い部分を発見されるのが怖い」

「健診を受ける時間を作るのが面倒だ」

という声も耳にする。

これほど病院に行くことを嫌がる国民性には、国民皆保険制度が関係しているかもしれない。健診で自分の体をチェックせずとも病気になったら保険を使って安く治療できる。

例えば子宮頸《けい》がんは、HPV*ウイルスが原因で起こることがわかっている。しかし、日本ではHPV検査を受けたがらない女性が多い。

検査を受ける人が増えない原因は、恥ずかしいという気持ちにあるのかもしれない。しかしながら、自分の命に関わることである。

知っていれば適切な対応ができたのに、知らなかったために手遅れになってしまったということを避けなければならない。

だからこそ、ネガティブになるのではなく、ポジティブに自分の健康を守ろうという意識と行動が必要だ。これだけ情報化が進んだ社会に生きているのに、適切な情報に触れられないほど不幸なことはないだろう。

血液検査や目や歯の検査も今まで以上にもっと頻繁に定期的に、そして詳細に行なうべきだろう。医師は皆、これからは予防の時代だと言っているが、医師と一般の人の意識には大きなギャップがある。

しかし、自分の健康状態を日常的に把握することができれば、仕事のパフォーマンスは間違いなく上がるだろう。ウエアラブル機器が日常的になっていく中で、常に自分の

＊HPVウィルス
ヒトパピローマウイルス(HumanPapillomaVirus)の略。子宮頸がんの原因とされるウィルス。HPVアメリカの疾病対策予防センターによると、このウィルスは、性交渉によって感染し、性交渉経験がある約80％の女性が50歳までに一度は感染するとされている。

体の状態を健康診断施設に送り、データを医師がチェック、病気になる前に対処したり、パフォーマンス向上のためにデータを活用したりすることができるようになるだろう。

KRD Nihombashiでできること

一般的な人間ドックは「今ある病気を早期発見して、早期に治療しよう」、「がんは怖い病気です。がんにならないよう気を付けましょう」という考え方である。これからの時代はこのコンセプト自体を変えていく必要があるのかもしれない。

我われKRD Nihombashiは、人々の健診の考えを再定義したい。自分自身を見直すためのものにしてもらうべく、まず5日間の食事の内容から、既住歴はもちろん生活環境全般にわたるまで400項目を聞く問診を用意して、受診される方の「今」のすべてを徹底的にヒアリングする。

そのデータを蓄積し、調査を半年ごとに、繰り返す。

これら膨大な食事のデータから、どのような食生活が問題を引き起こすのかを徹底的に調べ上げていくつもりである。

自分中心に健康を考える

私たちは自分の体のことを意外によく知らない。例えばちょっとした熱が出たときや腹を下しているときに、どういうメカニズムでそれが発生しているのかを見逃しがちである。

本当に健康を維持したいと考えるのであれば、自分の体の今を知るということにもっと意識を向けるべきだ。

自分の体の現状を知るという考えにならなければ、定期的に受けている健診も、その数値に一喜一憂するだけで、具体的な健康維持への行動に結び付けることはできない。健康を維持するための行動を喚起するためには、健診で得られる数値で自分の体がどのような状態になっているのかを正しく理解することが大切だ。いつまでたっても行動を喚起できないのは、健診で得られる数値を基準にして、日々の食生活や生活習慣をコントロールすることに繋がっていないことに大きな問題がある。

そして、自分が健康であり続けるということは、より良い社会を作るためにも必要なことだ。

私たちは多くの人と様々な関わり合いを持って、毎日を生きている。誰もがその社会の一人のメンバーとしてそれぞれの役割を与えられて、人生を生きている。だからこそ、それぞれの立場で、その与えられている役割を全うしなければ、社会そのものを維持し続けることは難しくなる。一人ひとりが、与えられた役割を全うするためには、まず自分が健康であるということが、社会における自らの立場を全うするための一つの条件なのだ。そして、全員が与えられた役割をきちんと全うできれば世界は、今よりも、もっと潤いのある世界になると考えている。

あなたは何のために健康になりたいのか？　そして、どうやって健康になるのか？

自分中心で健康意識を変えることが、ゆくゆくは社会貢献にも繋がるということに気付いてほしい。それが私たちKRD Nihombashiの切なる願いでもある。

column

健康のために何をすべきか？

そもそも、あなたは何のために健康になりたいのか？

厚生労働省が2014（平成26）年に調査した「健康意識に関する調査」がある。まず、そもそも健康とはどういう状態を指すかについては、「病気がないこと」が63・8％、次に「美味しく飲食できること」が40・6％、「体が丈夫なこと」が40・3％挙げられている。当たり前のことかもしれないが、健康とは普通の生活ができることであると多くの人が考えている。

一方、幸福であるかどうかについて、何を重視するかという質問に対しては、「健康状況」が54・6％でもっとも多かった。20～39歳の世代では、「健康状況」を選ぶ人は4割に満たなかったが、65歳以上では7割を超えていた。つまり、年齢が上がれば上がるほど、健康な状態と幸福とは密接に関連していることがわかる。

しかし、65歳以上の高齢になってから健康を真剣に考え直したとしても、打てる選択肢はかなり狭められてしまっているかもしれない。なぜならば、これまで見てきた通り、長い期間をかけて少しずつ体が朽ちていっているからだ。

おわりに

人間の平均寿命が80年から１００年に変化することで、人生１００年時代が始まろうとしている。一つの会社に入って65歳まで勤め上げ、そのまま引退して年金生活に入る。そうした時代はもはや終わったと言っても過言ではないだろう。

そして、今や働き方に関する考え方も大きく変化した。これからは定年と同時に起業をして、80歳で事業承継をする。年金に加え、会社員時代の退職金、そして、事業を売却した資金があれば、自分が理想とする老後を楽しむことも可能となる。自分の好きなことを退職した後も自らの力で続けていく。こうした生き方が人生１００年時代のライフプランとなっていくのではないだろうか。

そして、定年後もしっかりと普通に生きていくためのいちばんの資本となるのが、自分の体だろうと思う。「これを食べれば大丈夫」、「これさえやれば健康になれる」といった偏った健康に関する情報ではなく、本当の意味で自分の体をメンテナンスし続け、生きていくための術が今後、必要になっていく。今後はウエアラブル、いずれはＩＣＴ

（情報通信技術）と健康分野を融合したヘルステックの活用も重要になっていくだろう。
車や家、時計などでもそうだが、メンテナンスするためにはその構造、メカニズムを知らなければならない。「どうやって動いているのか？」、「どうすればさらにもっとよく動かすことができるのか」、「常に一定のパフォーマンスを生み出すにはどうすればいいのか？」体のコントロール方法もメカニズムから学んでいくことが大切だ。自分の体のメカニズムを正しく理解することができれば、車や時計のように体を慈しむことができるはずだ。

自分自身では気力も体力も充実していると思っていても、知らず知らずのうちに負のマイルストーンを踏み続け、すでに顔が朽ちている状態になっている人が読者の中にもいるのではないか。そのまま同じ生活を続けていたら、向かう場所はただ一つしかない。まずは、本書に出てきた顔のサインがないかどうかを確かめてほしい。そして、病気に繋がる異常値を正しくチェックすることができる医療施設で正しい健診をすぐに受けてほしい。

著者

2020年4月

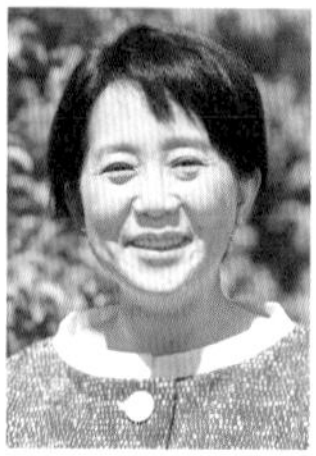

眼科医

高橋政代（たかはし・まさよ）

京都大学医学部卒業。理化学研究所多細胞システム形成研究センター網膜再生医療研究開発プロジェクト・プロジェクトリーダーとして、他人の人工多能性幹細胞（iPS細胞）で作った網膜の細胞を移植する世界初の臨床研究に成功。株式会社ビジョンケア 代表取締役社長。網膜研究の第一人者。

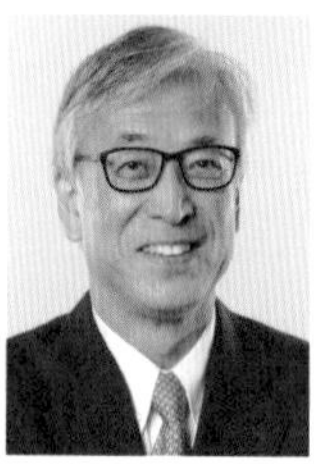

歯科医

和泉雄一（いずみ・ゆういち）

東京医科歯科大学卒業。東京医科歯科大学名誉教授、総合南東北病院オーラルケア・ペリオセンターセンター長。歯周病と全身との関わり、歯周組織再生治療、歯科レーザー治療を専門。多数の難治症例を手掛ける。歯周病学・歯周治療学の第一人者。

執筆協力

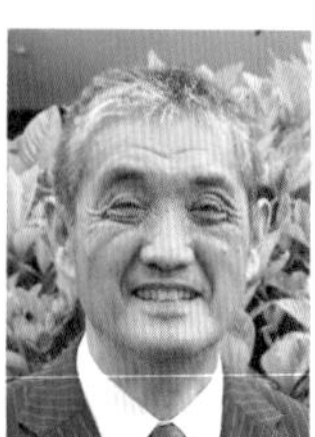

太田信隆（おおた・のぶたか）

北海道大学医学部卒業。東京大学大学院医学部泌尿器科助教授、東京大学医学部付属病院血液浄化療法部副部長などを経て、2003年1～2月には平成天皇の前立腺全摘手術にあたり東大病院主治医団として診療に従事。2019年4月現在、岡本石井病院泌尿器科に所属。泌尿器及び男性更年期障害などが専門。

増田由美（ますだ・ゆみ）

杏林大学大学院医学研究科博士課程卒業、医学博士。
東海大学医学部医学科客員准教授。
予防医学、心身医学、抗加齢医学。

編　者

KRD Nihombashi Medical Team

目、歯、血液の詳細な健康診断を通じ、ヘルスリテラシー向上に力を注ぐメディカル施設「KRD Nihombashi」。人生100年時代に合わせ「work life integration」の実践に向けて、健診の概念を大きくリデザインしている（https://www.krd-nihombashi.com/）。

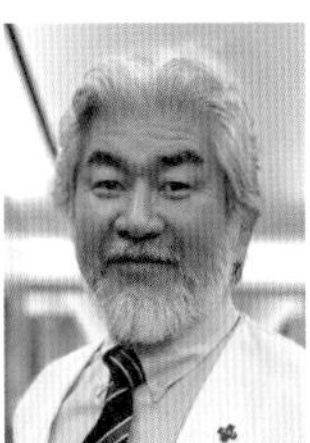

院長

田中岳史（たなか・たかし）

順天堂大学医学部卒業。ケンブリッジ大学留学後、行徳総合病院院長などを経て現職。

監　修

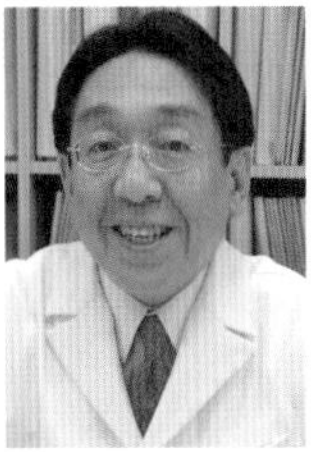

内科医

山岸昌一（やまぎし・しょういち）

金沢大学医学部卒業。昭和大学医学部内科学講座糖尿病・代謝・内分泌内科学部門教授。糖尿病と心臓病の研究から老化の原因物質AGEに着目。AGE研究で日本糖尿病学会賞、アメリカ心臓病協会最優秀賞を受賞。AGE研究の第一人者。

体は顔から朽ちていく

小さなところからわかるカラダの重大サイン

2020年4月8日　第1刷発行

編者 ―――――― KRD Nihombashi Medical Team
監修 ―――――― 山岸昌一・高橋政代・和泉雄一
発行 ―――――― ダイヤモンド・ビジネス企画
〒104-0028
東京都中央区八重洲2-7-7 八重洲旭ビル2階
http://www.diamond-biz.co.jp/
電話 03-5205-7076(代表)

発売 ―――――― ダイヤモンド社
〒150-8409　東京都渋谷区神宮前6-12-17
http://www.diamond.co.jp/
電話 03-5778-7240(販売)

編集制作 ―――― 岡田晴彦
編集協力 ―――― 向川裕美・宇治川裕
制作進行 ―――― 駒宮綾子
装丁・DTP ――― 村岡志津加
印刷・製本 ――― シナノパブリッシングプレス
カバー写真 ――― Bernd Stuhlmann/amanaimages

ISBN 978-4-478-084649